温病之研究
瘟疫论私评

著者——

源 元 凯

元 庵 秋 吉

皇汉医学系列丛书

主编 刘 星

山西出版传媒集团

山西科学技术出版社

《皇汉医学系列丛书》
编辑委员会名单

总　序

中医学历史悠久，源远流长，影响深远，最有代表性的是对日本的影响。

日本把中医叫作汉医，日本研究中国医学的学者，更是称中医学为皇汉医学。

日本自隋唐与中国相通以来，所习之医皆神农以来之学说。因《内经》《难经》之书名，始见于《汉书·艺文志》，而张仲景又为汉代人，中医界十分重视《伤寒论》一书，所以称中医为汉医。千百年来，日本汉医名家林立，著作之可传者指不胜屈，而所藏中国医书之佚本、绝本尤多（萧龙友语）。

20世纪初，西医东渐，对中医的发展造成一定的威胁。在日本，汉医同样受到了冷落。但是，日本学者很快就发现，西医之治疗有时收效尚不如汉医之捷而灵、稳而当。于是，倡导皇汉医学者遵承丹波元坚等名家所辑之书、所习之学，立社演讲，从而光大之，而这些著作也随即风行一时。世界书局根据这一情况，邀请陈存仁先生编辑《皇汉医学丛书》。陈存仁先生经过数年努力，从在日本搜集到的数百种中医著作中，选择最有价值的书籍，编辑为《皇汉医学丛书》。其中包括总类 8 种，有《内经》《难经》等医经注释及考证、传略、目录等著作；内科学 19 种，主要为《伤寒论》《金匮要略》《温病条辨》等典籍文献的研究、注解；外科学 1 种；女科学 3 种；儿科学 3 种；眼科学 1 种；花柳科学（性传播疾病）1 种；针灸学 4 种；治疗学 1 种；诊断学 1 种；方剂学 10 种，含名方、验方、家藏方、方剂词典、古方分量考等内容；医案医话类 11 种；药物学 8 种；论文集 1 种，汇集了 20 世纪初日本汉医研究的精华。有些文献内容在国内已经失传，日本反而保存无恙，如接骨学，国内医籍仅见于《证治准绳》《医宗金鉴》中，日本却有其专辑，并附有图谱，手术姿势无不详备，接骨的方药也为不经见之家传方剂。又如，腹诊之术，国内已完全失传，而日本汉医书籍中有之；生产、手术、探宫、通溺，日本也能祖述中医之方法；眼科则打破五轮八廓之妄，针灸科则改定经穴取七十穴而活用之（陈存仁语）。编辑这套丛书的目的，"其意不独欲介绍日本之新旧学说，且将使读者对比互勘，于医学有深切认识与辨别"（徐相任语）。陈存仁先生认为，这些图书中"日本多记氏谨严之逻辑，丹波氏诠释，东洞氏自立一派，汤本氏独抒卓见，宫献氏研究精密，冈西氏征引博洽，以及久保氏之科学见地，岩崎氏之治学功夫，并足称述，可为则例。其所撰著，必有足以启导吾人研究之方法与趣味者"。

汉医与中医一脉相承，在我们继承和发掘中医前辈们的学术经验时，日本的前贤同样是我们应该认真学习的榜样。他们确实在中医学术上有着踏踏实实的学问，他们的很多著作至今仍然对中医的发展产生着积极影响，具有极高的参考价值。这些著作的作者在国内的知名度相当高，可以说是家喻户晓，比如丹波元简、丹波元坚、丹波元胤、山田宗俊、吉益为则、长尾藻城等。

《皇汉医学丛书》不仅给我们提供一条了解日本汉医学的途径，也为我们学好中医、运用好中医理法方药提供了一批重要的海外中医参考文献。

本套丛书于 1936 年至 1937 年陆续刊行后，人民卫生出版社曾于 20 世纪 50 年代出版过单行本。此后直至 1993 年才再经上海中医学院（现名上海中医药大学）出版社重刊。目前，全套丛书市面上已经找不到，读者要一睹丛书全貌极为艰难。为了满足广大读者的需要，为了适应现代人读书的习惯，我们组织中国中医科学院、广西中医药大学、山西中医药大学等单位众多专家和研究人员，用了 6 年多的时间，对原丛书进行了全面点校，将原来繁体字、异体字的竖排本改为规范的简化字横排本予以出版，并对疑难字词添加了注释，希望能得到广大读者的喜爱。

最后，希望本书的出版对于中医的发展能有所启迪，并希望有识之士对书中不妥之处提出宝贵的意见，以使本书更加完善。

凡　例

一、《皇汉医学丛书》自 1936 年上海世界书局出版以来，深受读者喜爱，其中的许多著作已经成为中医界重要的参考书或工具书。

二、原版《皇汉医学丛书》由于文字为繁体及异体字、竖排，无现代标点，给现代人阅读带来了很多困难。简体点校版为规范简体、横排、加现代标点，所以读者阅读起来会轻松很多。

三、丛书中引用的前人作品名称及前人名称，没有统一的说法，如《灵枢·小针解》《灵·小针解》《小针解》及《阴阳应象大论》《阴阳应象》等，为了尽量保持丛书原貌，新版丛书没有进行统一。

四、原丛书中"左""右"二字，改为横排后，根据语义改为"上""下"等。

五、原丛书中"按语""案语"混用，现统一使用"按语"，如坚按、简按。

六、原丛书中的缺字用"□"表示，如果通过查阅资料，已补入缺字，则将"□"去掉。

七、对于原丛书中不符合现代人阅读习惯的词语，尽量改为符合现代人阅读习惯的词语。如丸药的"丸"，原丛书中经常写作"圆"。在不影响原书语意的情况下，丛书统一改为"丸"。如，将"补中益气圆"改为"补中益气丸"，将"乌梅圆"改为"乌梅丸"等。

八、穴位名称统一改为国内使用的名称。如，大渊，改为太渊；大溪，改为太溪；太钟，改为大钟等。

九、原丛书在引用他书内容时，可能出现与所引用的著作文字有出入的情况，简体点校版经核对后会改正，有些通过注释的方式加以说明。

目　录

温病之研究

瘟疫论私评

温病之研究

源元凯

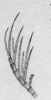

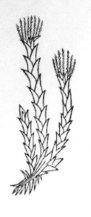

提　要

　　本书共上、下两卷，由日本汉医学家源元凯所著。本书主要评论、辨讹、纠偏吴又可《瘟疫论》，并阐发自己的观点。本书创立了瘟疫"上盈下虚"之说，并介绍了自己治疗瘟疫的用药经验，如邪入于胃宜大黄以取下，邪传于肾宜附子以温通。《瘟疫论》是论瘟疫之常法，本书则为瘟疫之变法，两者相得益彰，互为补充，足羽翼又可氏矣。

　　本书详因辨治，审证录验，实用性强，为学习、研究温病必不可少的重要参考资料。

序

　　夫疫之为病，古今不同，其变态区区不可枚举也。长沙氏述《素》《难》，作《伤寒论》，以救当世夭横，然于温病，但举一端而已。千载之下，有又可氏出，发明其余论，以著《瘟疫论》，可谓千古活眼，能羽翼长沙氏者也。生民到今蒙其泽，谁敢不矜式之。虽然，又可氏亦有所略而不说，百年之后，发其余论者谁？吾先大夫温恭府君也。天明戊申，疫气流行，掩门阖户，为之死者，不可胜计。当时疫气一变，而上盈下虚，属少阴证者多。初尚依又可氏法而疗之，不能获效，于是焦神覃思，求有所以救济。适读《岭南卫生方》，始有所发，乃用附子，往往起死回生焉。自此以往，疗疫数百人，豁然贯通，左右逢源。遂详指其所因，明辨治法，记所经验，名曰《温病之研究》，临卒稿成。不肖德舆，恐其湮没，欲与同社共之，命绣梓以播告四方。门生愿与疫论并行于世，则于疗疫，庶几

— 3 —

乎其无所过失矣，乃先大夫志也。呜呼！可谓能羽翼
又可氏者也矣。

文化辛未仲冬

不肖　德舆谨撰

卷上

募　原

"募"与"膜"通，慕各切。《举痛论》作"膜原"。

《疟论》曰："邪气内薄于五脏，横连募原。"王冰曰："鬲①膜之原系也。"《举痛论》曰："寒气客于胃肠之间，膜原之下，血不得散。"王冰曰："膜，鬲间之膜；原，鬲肓之原。"《百病始生篇》曰："虚邪传舍于肠胃之外，募原之间。"较此数语，膜原之地，指伏膂②之内，肠胃之外，鬲膜之下言之。又可氏曰："伏膂之内，附近于胃，正当经胃交关之所，是为半表半里。故热淫之气，浮越于三阳，易陷于胃。是以全篇宣主胃实而立论。他若战汗、发黄、蓄血、下利、二便癃闭诸症，亦为系其变移。"一语无放诞之文，咸出其经验，能解病之肯綮。然而余历视近世之疫，邪之所舍，同在膜原，至其所传，属胃实证少，而上盈下虚及少阴证最多，有异乎又可氏所论之规范者，何也？虽曰

---

① 鬲：通"膈"。
② 伏膂：指隐伏的脊背肌肉。膂，脊柱两旁的肌肉。

"邪之所凑，其气必虚"，岂当年下虚人寡，而今下虚人多，有此二传证乎！夫风有世运，而情无古今。私欲餐居，与其时相同，而所以其证异者，必非缘乎人事，乃厉气之少变态也。考之《针经》第一篇。曰："肓之原出于脖胦。"按：肓，鬲肓。《甲乙经》曰："气海一名脖胦，一名下肓，在脐下一寸五分。"《奇病论》曰："肓之原在脐下。"脖音勃，胦音块。脖胦，脐也。王启玄《疟论》注曰："肾脉直行者，循膂伏行，谓之伏膂脉。"并据此语，从膜原传肾，行乎便道也。上盈下虚，乃分传胃、肾二脏也。又可氏谓"九传"，而外如此甚者，有二传焉，不可不讲。若逢此等证，不论热之多少，津液之涸濡，便将附子引火归原，通肾为要。苟不会到于此理，如无楫行舟。难矣哉，治今之疫！

余尝讲《温病之研究》，读至"募原"，曰："募，音慕各切，与'膜'古通。"一老医先生，卒而厉声曰："字书'募'音暮，无膜音。"以余为误读，傲然骂不休。余从容问其说，先生骤言曰："吾有秘说不敢语。"遂不答。盖《难经》曰："募俞，原穴之事也。"与此篇之义没交涉，固不足道。曾以有受乡讪，聊记席上颠末，解嘲耳。

又可氏曰："邪之舍膜原，气壅火积。气也、火也、邪也，三者混一，化成邪热，则气消血熬，精神几微，逐至殒命。故客邪贵乎早逐，半日不逐，有半日之蔽；一日不逐，有一日之蔽。乘其气血未乱，肌肉未消，津液未耗，病人不至危殆，投剂不至掣肘，愈后亦易复。善医者，不过知邪之所在，早拔去病根耳。"是千岁不易之确言，莫有间然焉。今云邪之离膜原，有二三日即溃者，有半月、十数日不传者，延缠日久，愈沉愈伏，多致不起。至于此，余始疑，半月、十数日，其不传之间，晏然以达原饮，勉希邪之离膜原而不离，徒历日之际，脏腑愈壅塞，荣卫增郁遏，邪火日炽，气血、津液逐时煎耗。又可氏怖其煎耗，加大黄导邪陷胃家，俟其实，下而取之，是开门劫贼之义也，理亦不顺。于禀赋之厚者尚可，若遇有下焦一隅之亏者，恐生不测之害耳。然则俟自离膜原耶？不然，有一术于此，及原邪无积阳之助，热势未涨大，将瓜蒂以搜邪之巢窟，驱之使出，自初所入之门，即与发散之义同，于理莫切焉。但未尝试之，私思淑之已。适听弟元隆行此法，治疫之说，契合余夙所思，姑举按，证余说之不妄。

　一老贾感疫，始憎寒，而壮热无汗，呕逆烦渴，舌苔满白。请弟元隆治，与三消饮而不解。至于八九日，诸症增剧，病人更请曰："为予吐剂，不吐不瘳。"元隆曰："子甫过知命，血液已涸，非吐之所宜。"不听，固请不已，卒与独圣汤，得快吐三次，大汗淋漓，衣被湿透，翌日热解苔脱，诸症霍然而治，调理数日而愈。他日，诘问所以请吐，乃曰："我不知也，发病二三日以来，神气昏蒙，无一所知觉，请吐亦谵语耳。"老贾本无文，不辨医事，而请吐不已，吐而得愈，盖依冥护矣。又可氏记黄连条，所谓"灵变同一轨"耳。今就此按而视之，所谓膜原为半表里与导之内而下，不如吐而出之、外之，为捷径也，亦为一手段。若遇邪势之剧而不溃者，孰与托之达原，旷日稽留乎？足以补本论之遗。

传变不常

下气空虚，邪热乘之，致小便闭塞者，又可氏以承气疗之，今所视之症，一无下证。下元虚惫，阳气不施于膀胱而闭，其症虽多，有非茯苓四逆辈不治者，其症舌上干燥而无苔。详见于本条。

急证急攻

此证多在用力过度，常劳筋骨人。用力则筋骨先受伤，肌肉蓄火，血液常热，脉络膹兴，大便燥结，皮肉紧薄，实为阳脏人。疫邪一来，有着其实，两热相搏，熇熇径张乎分外之热，妆饰出乎许多之变态，犹之燎原火，加风一时为灰烬。一日三变，殆乎类此。

余尝视三日而毙者，即夜发谵语，二日神气昏闷，三日狂躁，病势之暴，颇如烈火，不可向近也。

热邪散漫

邪离膜原，散漫于肌肉也。又可氏注误，成无己去石膏专达肌表，知母、石膏苦甘，以发散之语，以白虎为辛凉发散之剂，清肃肌表气分药也。又可氏常以此意用白虎，故全篇至言白虎，辄有多少之差。夫邪之在肌肉也，向里蒸胸腹则烦渴，向外熏肌表则大汗出。石膏能消肌肉之热，热消则渴已、汗止而愈；知母消腹中散漫之热；甘草和胃气；粳米和石毒。又可氏于此剂加生姜，几乎画蛇足。

内壅不汗

内壅不汗者，下之便得汗而解，与服白虎大汗而解义同。若其无下证者，可如之何？初于伏邪欲溃未溃之际，表有大热，肌燥不汗者，得达原加柴胡，蒸蒸而振，汗出而解。间又有属少阴者，虽论云"三阴不得有汗"，而投附子，反得汗而解。附子者，通肾气引火归元。夫邪火之混同者，得附子，正邪分离，方发微汗而解。此亦时疫之一体也，不可不记。

下后脉浮

此条脉证如本论，宜柴胡清燥汤。转枢润燥，缓缓可解已，白虎不中与。若皮燥微烦，蒸蒸热之难解者，此为余热停于肌肉，宜竹叶石膏加减减石膏分两，去半夏，加知母。与之，如用白虎类，牛刀割鸡，恐却伤胃气耳。又可氏误会白虎为发散之剂，间有不合其规矩，而似庸医之为，敢弹其一二解后进之纷。本论云："邪热浮于肌表，当为肌肉，邪浮肌表，应见发热恶寒，治亦用羌、葛之类。今无寒热证，则可非肌表。"又云："身微热。即身无大热也。""白虎""麻杏甘石""越婢"条。又云："白虎辛凉，除肌表散漫之邪热。"当为白虎寒凉，除肌肉散漫之邪热，此则无一味辛，何得言"辛"？肌表有三阳之经界，浮于太阳，则头背热；浮于阳明，则胸腹热；浮于少阳，则胸胁热。而余所可征，言合浮于三阳，即合病证，犹热有偏不可言之散漫也。至于肌肉，无有经络之分界，邪入于此所，周身皆热，是为散漫之热。又可氏于白虎，颇觉技痒耳。

下后脉复沉

下后脉沉而弱，发渴者，为邪陷于少阴。经云：

"肾恶燥。"渴,自救耳。

邪气复聚

又有得战汗而解者,须与本条查看。

下后身反热

下后虽身热不休,唇舌干燥,而脉弱食少不进,神昏不复者,为邪尚在膜原,施及少阴,宜冷香饮子。

冷香饮子方

草果　附子　陈皮　甘草　生姜

上五味,照常煎服。《丹溪心法》。

下后脉反数

误下之后,口燥舌干而渴,其脉数。若数疾,额上热者,虽心腹硬满而痛,数日不大便,小便稀而利者,此阴证之似阳,虚阳之奔腾,阴凝不流之所致,乃属下虚上盈,四逆加猪胆汁、人尿主之。小便甚稀,神昏不省,茯苓四逆加前二味为佳。但不因误下,亦此证常居多。数疾脉,下虚上盈证,并见于本条。

因证数攻

又有阴证似阳，而数反复者，其证热渴共甚，口舌干燥而无苔，又有至生芒刺者，或头痛，或下利，腹候无下证，脉数而无力，与加减真武汤，二三日而热解，渴休舌润，错语减，咳痰轻，食增神苏，一二日而前证复起，如此三五次而毙者，此属阴证，虽热解之际，仍宜与附子剂，勿忽诸。

周因之案中，曲尽与承气之趣，能得长沙之法，苟不度热毒之微甚，谅精气之多少，决正邪之胜败，而制剂之轻重，虽证治相当，而恐招乎伐天和，诛无辜之过，岂可不慎乎？又云：有应用柴胡清燥汤，有应用犀角地黄汤，私观时师之为，有知用柴胡清燥者，于犀角地黄，乃非见血证之后不敢与，类遘盗而后修门，不亦迟乎？学者须用心焉。

朱海中者，症四肢不举，身卧如塑，目闭口张，舌上苔刺，问其所苦，不能答云云。其危不可言，而不死者何？第无烦躁、谵语，无烦躁、谵语则神气尚完，神气尚完而死者未之有，况脉有神乎？与醉卧勿醒者，情态有同趣焉。又有少阴证，形状几相似，而舌无苔刺，但干燥矣，余尝与真武加减方而得效。又有脱气而尔神采、脉状大异，可察。

病愈结存

一少妇瘟疫热解后，脉证俱平，唯大便不通，少腹沿横骨结块，累累相连，如藤荚状，按之不痛，无他妨害，饮食渐进，至三十七日方通，四五日块尽而愈。

此条云："往来蛙声之一症，因于中焦虚寒，下焦阖气不通。"详见于下项本条。

下　格

不拘大便之通否，时时作呕，饮食不进，少得汤水，则呕吐愈加。又有蛔厥证，详见于下项本条。

下格，大便不通，有阴阳二证。若无变无害者，只投本证之剂，勿拘于下格，津液既回，自润下而愈。论曰："小便数者大便硬，不更衣十日无所苦也。"又曰："今为小便数少，以津液当还入胃中，故知不久必大便也。"然则大便不通，亦有因津液枯燥者也，概勿为热闭，妄投下剂。

一女子，瘟疫瘥后，大便三旬不行，以其疫本属阴证，无一可下之候，茬苒与补中汤临时加减。之际，食渐进，津液从回，大便得行而愈。

一男子，甫及强壮，轻疫之后，大便不通旬余，常苦后重。医与承气、麻仁辈，愈不通，转加夯闷，以导药挑之亦无功。更请治于余。诊之得其脉大，大为阴亏，证属虚燥，脉证相应，虽饮食不进，动作尚未衰，乃处肾气丸。作汤与之已旬日，大便方行，小便从利而愈。

注意逐邪

此篇说逐邪之旨趣，曲尽无遗恨。读者贯透于此理，于疗疫乎何有？非止疗疫而已，百病皆然。

本论曰："原邪传胃，蒸而为结，大便当不行。"又有蒸作极臭，状如黏胶，至死不结，此因其人平素大便不实也。余较之多人，非必因其人之平素，原邪入胃，蓦然暴则无暇稽留于胃，而蕴热骤然直下走，其色初焦黄，随利随薄，甚至下利完谷，以承气逐邪则便止。有止而复下利者，余邪复聚胃也，宜下之便止。如此至于再四者，胃气愈败而死。又有少阴证，非同日之谈，但不可下之候，正在心下与舌上，以其人下走，热不蒸上焦，故舌无苔，以其亡津液，邪热独存，舌上红滑干燥而已。又，以其下利，心下必软，但按腹有心下一点硬痛，是毒之未尽也，并宜下之，毒尽而利止。

蓄 血

本论曰："蓄血一证，尽因失下。"亦有少阴证而下血者，其证初邪在膜原，其未离午后发热，与达原饮。引日之际，精神恍惚但欲寐，舌根白苔，唇口干燥，肠鸣下利，或不利而微渴，小便不甚赤，发热不止，手足时冷，全无下证，亦无蓄血候，而下血如注或如崩。作片婆娑者，是少阴证而下血也。经《举痛论》。曰："寒气《百病始生篇》作"虚邪"。客于肠胃之间，膜原之下，血不得散，血气稽留，不得行息而成积。"所谓膜原之下，即离盲之原，为少阴之地，冲脉属焉，主行血，是以知原邪之传少阴，逆走径路也。阴证而下血，邪火相煽，暴其所属也。由此视之，蓄血之始，在邪舍膜原之际，方当此时，穷思挑拨，贵早使离膜原。早离膜原，则无传少阴之忧。不传少阴，固无蓄血之害。若稽滞经日，及热干血络，留为虾血，不肯不下。其已下也，能得免者，十二三而已。

夫蓄血之候，不论阴、阳二证，迨合夜必发热，或少腹急结按之痛，较他处其热稍盛，或其热连左胁，大便数日不通是也。又，大便利，亦有下血，论以小便利为其候。本论云："不利亦有蓄血，往往有不拘利、不利。"又，以大便黑如漆为其候，但见此候者，不俟时日直下血，无暇预为备。至于善忘、喜笑、如狂之症，常不多见。蓄血候如此不多，间有不见定候，不意下血而不拯者，故于此一证，余未得其襟辖，聊举所历试一二条取证。

曾见有下血，如崩如注，连日弗止者，精神未乱，言语未错，而卒不起。此因失血过多，元气已败，与产后脱血而死者一理。又有精神已乱，言语已错，烦躁不宁，比之前症，危不可言而苏者，虽系治之巧拙，实因元气之虚实。又有下血连日而稀少，外有热者，与吴氏柴胡汤加生地，而血止而愈者。

夫下血证之发，必在耽挨延日，热欲减不减，不食多时，精神已惫之际，便欲攻之，脏气不胜其剂。如犀角地黄，虽能当其证，日暮途远，倒施不及。若血下愈多，则至阳亡厥逆，而不济于事。余依经云"脾裹血"，急与单人参汤，以专救中焦，中焦一苏，则血随收。其有热者，副用童便，清热滋阴，而择用犀角地黄、参附养荣辈，以收全效。近顷以此法，数有效功，用攻击剂挽回者未之有。

单人参汤方

下血、吐血过多，虽额上汗出，脉虚微而数，尚宜此剂。

人参一钱

以水二合半，烹取一合，分再服。

发黄疸是腑病非经病也

舍弟诠曰："此论发黄，初有其条目，此题'发黄疸是腑病非经病也'之十字，盖此本文，误为篇目也。此条意，因于小便不利，与胃家移热也。然则病原，不属小肠、膀胱，则属于胃。"虽黄见于外，非管于经，故谓"疸是腑病"之二句，为此篇冒头之语也。

黄晓峰本曰："旧论发黄，有从湿热，有从阴寒者，是亦妄生枝节，学者未免有多歧之惑矣。夫伤寒时疫，既已传里，皆热病也。燠①万物者，莫过于火，是知大热之际，燥必随之，又何暇生寒、生湿？譬若冰炭，是岂容并处耶？既无其证，焉有其方，智者所不信。古方有三承气证，便于三承气加茵陈、山栀，常随证施治，方为尽善。"

此一条刘、徐二本并阙。黄本独有此一条，条末曰："此言为吴君白珪之玷，而不说所以其为玷。"徐天章就黄之言，举阴寒湿热，皆有发黄之说，适遗原文耳。刘方舟未见黄本、徐本，故于"愚按"一条云："重刻者驳正之论，不斥言其人为谁。"

按：黄家，从湿热蒸成，又有阴黄证，虽黄口儿，

①　燠：烧，烘烤。

— 17 —

犹能知之，况于又可氏乎，安不知此义？然谓无有此证者，乃就瘟疫胃实上而论之也。故上文云："伤寒、瘟疫，皆热病也。"何暇生寒、生湿，即论三承气加茵陈，其意自见。黄、徐看原文，黯浅①妄造杂驳之说，复使后学执迷焉。可叹！

所云，吴氏所论乃"阳明发黄"一途而已。又有邪陷三阴，则热与阴化，亦为阴黄，不可谓瘟疫无阴黄。曾视下虚上实证发黄者，其症虽腹中硬满，按之则痛，然勿遽治黄，宜急救下焦，下焦得复，而后治黄，未为迟也。

天明戊申正月晦，京师大火，嗣后洛中外，瘟疫大行。至于九十月，疠气寝衰，寻黄疸行，概以茵陈五苓散治之，其症心下微满，小便黄如柏汁矣。若小便短少，大便秘结，眼中黄黑色者，以茵陈蒿汤下之，二三旬而得复常。《医宗金鉴》曰："天行疫疠发黄，名曰瘟黄，死人最暴。"是一种之黄，非今所记之比。

瘟疫胃实失下，暴身面发黄，眼中如金，于是与之承气加茵陈而不及，不日告赴，又可氏所云"燥火发黄"是也。盖脾胃困极于热而所发，但见此证，每在濒死之时。挽回实难，全因失下，治岂不慎耶？

---

① 黯浅：黯，昏暗，不明。黯浅，指暗昧浅薄。

邪在胸膈

此证与蛔厥易混，病在初起之际，为邪留胸膈；在病阑之日，多属蛔厥。但兼善痳证，则属少阴证。概鉴之为据，更审脉证而莅之，可无大过矣。

辨明伤寒时疫

正误中，驳"冬伤于寒，春病温"云："感冒轻者，尚当即为病，不能隐容，今伤寒非细事也，反能藏伏，过时而发耶!"其说甚确也。于时疫更言，感久而后发，时疫何故感不即发，久而后发？伤寒时疫等为疠气，以荣卫之行度，视内外为一致，彼何感而即发，此何感久而后发？与正误所说，径庭矛盾。又可氏之言，似僻而不通矣。复更考之，夫肌表者，一身之藩屏，而卫气护之，虽毫芒，刺肤则痛而苦楚，不除不已者，护者之固，而不隐容也，护内亦如此，而容藏便不发，何也？今有误吞骨核之类者，入腹不觉痛，经日之后，上吐下泻，而忘少害，是内有所受之墉地，容藏而不妨，以时而出也。以此视之，膜原表里之分界，必有游地，邪乘其隙伏匿，阴养乎屈起之势，故感而不觉，久而后发，或亦有之乎。

— 19 —

　　又可氏以伤寒为伤于非时之风寒，故不传染，误也。又可氏所谓伤寒阳明曰"中寒"是也。夫伤寒者，疫疠之总称，而与热病相类，故《难经》曰："伤寒有五：有中风、有伤寒、有湿温、有热病、有温病，其所苦各不同。"又，长沙曰："余宗族素余二百，建安纪年犹未十稔，其亡者三分有二，伤寒居其七。"自非疫疠而传染，安能如此其伙乎？长沙东南地，风气和平，人生其地，而住其土，固习其风土，多少之寒燠，纵令能伤，岂人至于死耶？非使冀方人，移居于此之比。以此为据，则又可氏所云，几乎属荒唐。

　　又可氏曰："风寒疫邪，与吾身之真气，势不两立，一有所着，气壅火积。气也、火也、邪也，三者混一，与之俱化，失其本然之面目。至是均为邪矣，但以驱逐为功。"所云"气"即阳气，充身而温和者也，若一壅塞，则郁为火者，阳之体也，其发为热者，火之象也，故热之微甚。因邪之轻重，邪轻壅塞微，邪重壅塞甚，只将甚使壅塞者，以硝、黄驱而除之，则郁阳乌伸，而淫邪鼠窜，是视热施治之禁辖也。但于少阴一证，罔可驱逐之证，勉以附子通肾气，引所混同之火，径归于原，则邪与脏相离，热势顿减。肾气日正，邪气随衰，于是舍附子，专事滋阴，以收全效。彼逐邪以救正，此通肾气以屏邪，阴阳二证，治法之迥别，岂翅霄壤耶？

战　汗

按：《辨脉》所云"战汗"由血虚，吴氏所云"战汗"由表气内陷，二说虽异，战之理一也。然以疟之战栗视之，吴氏之说为几①。

战汗状，原病中说之，详悉宜查看。

凡战汗候，伏邪已溃，欲离不离，表无大热，里无实证，但是肌热，不增不减，数日不解，而津液微回，舌旁生润，粥食不绝，脉状带数。如此者，多作战汗而解。但此证不一而足，有至二三次，或五六次而方解，其间每隔五七日，势缓者，有隔十余日复发，病家不胜其战、其热、其汗，有半途生疑，更医取败者。又，有战汗后，神气当爽慧，反神疲食减，经旬日才复故，故是战汗最重而里衰，法从疟治，以清脾辈，破膜原疏胃家而得愈。又，上盈下虚证，亦有战汗者，翌日热解，气爽慧，洒然如洗，于是仍宜与真武、冷香辈，以守真护元为要。勿拘战汗，不尔以津液从汗泄，肾精转耗，邪气愈陷，午后气分沉滞，神气昏晦，言语不与人主当，茌苒罢弊，甚者气高，奄忽而逝。

———

① 几：接近。

又可氏曰："厥不回，汗不出者，为正气脱；厥回无汗者，真阳尚在。"言一死一愈，而为之不立治方，置之度外，舍而不顾也。余按，经《阴阳应象论》。论肾曰："在变动为栗。"又，《五运行大论》曰："其性为凛。"据此视之，所以战栗者，邪顿陷于肾也。肾气实，则不受其邪，推而出之外，为发热大汗而解。若肾有亏，则无与邪相抗之力，肾气与战共衰，为搐、为痉而毙。故若逢此证，宜急与四逆辈帮扶真元，肾气得通，厥回神苏，渐复前证。至于此，仍与附子，以备他日之再战。

自　汗

第一论云："有汗、无汗，存邪结之轻重，然亦因津液之多寡。"凡瘟疫首尾，絷絷有汗者，为津液有余也。虽不亟解，竟易透表。无汗皮燥如灼，津液先亏也，必成里证，或生局外之变。瘟疫热大半解，而汗出不止者，余热从汗解，勿拘于汗，宜柴胡清燥、柴胡养荣，诸汤择用。若热已解，食能进，而自汗、盗汗者，新造荣卫，不胜谷气也，杀谷则止。又，热已解，食不进，肢体无力，汗出不止，脉数者，属虚象，宜麦门冬饮。盗汗同法方。

麦门冬饮方

麦门冬　人参　五味子　黄芪　当归　生地黄

上六味，照常煎服。

邪入阴，热自减，有汗亦应止。《论》曰："三阴不得有汗。"而汗易出者，亡阳之兆也。虽唇舌干燥，渴而大便不通，宜急与真武、四逆辈。时师畏此假热证，不知敢行附子，所以世多冤魂也。

盗　汗

《难经》曰："漏水下百刻，荣卫行阳二十五度，行阴亦二十五度，为一周也。"又可氏曰；"人目张则卫气行于阳，目瞑则卫气行于阴。行阳谓升发于表，行阴谓敛降于内。"《难经》所说，谓荣卫常度，又可氏以寤寐发明此义，诚千古之确论。

狂　汗

伤寒阳明病，内有水寒，阳气格而不通，则为骨节痛，若能食者，水不胜谷气，卒然狂汗而解。按：伤寒狂汗，为腹内事，吴氏以为肌表事，亦发长沙之余绪。

狂汗候顿发狂、躁烦、瞋目、惊呼，其状可怖，但其证甚稀，不知此候者，瞠然无所措手足耳。

发　斑

按：《外台》伤寒发斑，系胃烂内热，危甚。瘟疫发斑，因伏邪已溃，外出荣分，为易治。轻重之间，岂翅霄壤耶？

斑之所由发，详于斑汗合论中，但斑每易内陷，急与举斑汤，托之为要。若毒内陷者，宜副用底里野加。

一人大发斑，其色浓红，如绯桃花，三四十日不解，其际热有潮汐，食有增减，体罢神倦，似势难支，勉与举斑汤，时副用半夏藿香汤，二阅月而痊愈。所谓斑发，血分重浊，难化可知。又，有伏邪已溃，大半传少阴，小半传血分，外发斑，内下利、善寐，于是舍斑护少阴，与真武加当归。若有热，以生地代当归，日后斑自消，而不为害。

数下亡阴

阴证下利，多日不止，亦有两目加涩，口舌干燥，尚宜真武，甚者副用童便，如白通加人尿猪胆汤，邪尽津液回，亦是一术。

解后宜养阴

瘟疫解后，余热动支饮，痰涎涌甚，胸膈不清者，与楼贝养荣汤，不出五七帖而有效，及十余帖无效者，非其证也，宜更张。又有下虚证，客气动膈，咳痰不休者，宜主用生姜、附子，其症多大便下利，脉状不实。

用参宜忌

又可氏于人参，其意"中焦无虚候者，断不可与之，今实者再三投之，即加变证"云云。又可氏之所云"太佳"，可针砭乎时师之"俗肠"，但至于其谓"人参行血里之补药"，不能无论。欲说之，辞涉繁衍，姑置不记。所谓变证者，腹胀不食，呕逆跗肿，小便不利等是也。

一官娃，甫四十余，初患轻疫，误治延日，几乎一月所。请余诊。身热不食，唇燥舌燥，错语困卧，大便滑，寸口脉微，跗阳微而不鼓，神采甚衰。辞不治，固请。与之补中益气汤加附子，顿奏奇效，热减诸症良轻。尚与前剂，至于五六日，前症复起，腹胀食减，跗肿更加，神气昏愦，知是过用参、附之所致，更与安心养血汤，亦不利，前后投药旬日，而固辞。后月余，讣闻至。私考此，非参、附为害，几微神气，固属不治，偶藉参、附之力，挽回余气，暂照残光耳。

下后反痞

心胸即心中，为上焦。邪留上焦，无可下之理。又可氏指心下，言心胸，一家之常言。且心下痞证，长沙禁下之，若遇此证，能可审虚实，妄勿下之。

一老夫，瘟疫得下证，下之，诸症除去七八，精神稍苏，言语略正。五六日而心下更硬满，按之痛，下证复具，虽老人不得不下，斟酌复下之，心下反逆满，气促急，投真武加减汤，峻补连进，毫无寸效，精神日衰而死。

下后反呕

又可氏云："下后反呕为胃寒。"亦有属蛔虫，详见于本条。饮家亦能发呕。

一妇人，甫三十岁所，瘟疫经日，身热不已，唇口干燥，喘咳卒甚，不食，小便不利，脉滑而数。余与楼贝养荣汤，一帖得效，二三帖而唇舌生津，食进，小便利，脉亦静。忽发呕时吐食，更与干姜半夏汤，呕吐不日而愈。按：此妇身体肥白，素为饮家，故投此汤而愈。

夺液无汗

又有不汗下，以夺液而无汗者，津液素不充也，虽脉浮，不可强责其汗。假今与何药，每无遗滋阴，为上策。但于滋阴药，有腻膈妨食者，亟却去，勿与之。欲津液之回，莫善谷焉，茌于此际，百斤地黄不如一杯饭。时师不知此理，谓热病不食，其常事，有强滋阴，愈增不食，中焦先亏，变症百出，无遑于求津液，而噬脐者。

补泻兼施

循衣摸床、撮空理线、筋惕肉瞤、肢体振战、目中不了了等症，又可氏云："精神殆尽，邪火独存，则致此证。"将黄龙汤，冀回生于万一。余说异之。至于此际，勿论于邪火，专系乎神气虚惫之极。言如杂病之无邪热者，在濒地之时，尚见此候，岂可言之邪火，而攻之耶？如以石投卵，未有不溃者矣。故余临此证，辄用真武加减方。甘草以缓热和胃，附子以引火归原，芍药养荣，生姜化饮回阳，茯苓定心烦，如此或有反日之功。然此证补泻不及，两无生理，与其仰黄龙而死，孰若服真武而亡乎？似又可氏未会此理矣。

又可氏又曰："云云等证，此皆大虚之候，将危之证也。急用人参养荣汤，虚候少退，速可屏去。"余按：证候甚危急，药剂甚柔缓，主八分之人参，合之多味，以欲敌之，犹之以滕薛之兵，欲掩齐师，固无可胜之理。仓公曰："病重而剂轻不治"，是也。又，又可氏云："虚候少退，速可屏去。"恐非经验言矣。

停　药

或曰：此条云，服承气停药，乃中气大亏，天元几绝，大凶之兆也。若不服承气，恐不至于此，是非容易事。盖初商量其虚实，而后与之，与之之后方知变，用生姜、人参，欲挽回焉，恐日晚途远矣。吴氏所行，似未切矣。余曰：是失下证，不得已而攻之。伤寒阳明一条，犹有此证治，曰："阳明病，谵语发潮热，脉滑而疾者，小承气汤主之。"因与承气汤一升，腹中转气者，更服一升，若不转气者，勿更与之。明日又不大便，脉反微涩者，里虚也，为难治，是便停药症。又可氏发其余绪耳。夫潮热谵语，实也，为大承气证，然其脉滑而疾，滑为内热，疾为卫气失度，非胃实之正脉。以实若紧为胃实脉。亦非阴证之脉，以其近实，欲先与小承气，视其真实否，果见阴脉，故为难治。是与承气之后，就脉状判之。长沙氏盖断之于未与承气之前，而于后判之，与此条义相同，不可专责乎又可氏也。其用参、姜者，所谓发余绪也。余于此证，异乎二公之撰说，见于"脉数疾"条。

虚烦似狂

师才诊脉，将手缩去。此证间有之，未见其愈者，似非险证，实凶兆也。特标出尔，后学勿容易下手。

向余疗此证，始大热，下利纯臭水，数日不止，食日减，遂至虚烦无宁刻，于是请治。余诊之，身热脉数，心下硬满，按则痛，精神疲惫，邪热胶固，此因失下，以不治辞。请不休，遂与大承气汤，得下四五行，腹满减，下利止，烦躁稍定，思食而不能食。翌日，腹更满而利，烦躁复发，复下三四行，诸症随减，精神方苏，口生谷气。至夜诸症复起，随起随下，如此四五次，腹满愈甚，一不见虚候而毙。有如此者，全因失下日多，精神先亏之所为也。

肌热略解，谷食稍进，而烦躁不定者，血液已涸，神不安乎舍，《痿论》曰："心主身之血脉。"《调经论》曰："心藏神。"实为膏肓之患，尚撰用安神养血汤加辰砂、火府丹料、辰砂六一散等，药无效者多不起。

— 29 —

火府丹方

黄芩　木通　生地黄

上三味，照常煎服

辰砂六一散方

辰砂一钱五分　滑石六钱　甘草一钱

上三味，为细末，每服五分，一日服二三次。

神虚谵语

烦躁者，莫不谵语；谵语者，有不烦躁，然治法不相远。又可氏之意，以为"郑声、谵语，长沙两立名目"，暗斥长沙，是不读古文之过也。长沙不两立名目，故六经篇中，无复言郑声。余说出于《伤寒论说》。

夺气不语

本论曰："唯向里床睡，似寐非寐，似寤非寤，呼之不应，此正气夺，与服药不当，莫如静守，虚回而神思自清"，云云。此俨少阴确证，非附子恐不回。若果正气之夺，非容易事，岂唯静守而回耶？曰：服药不当，故至于此。邪之在少阴，人参之力，岂能至焉乎？犹短绠①汲井，固所不及。但此一证，有能食而死者，乃属除中。

瘟疫之寐与不语一类，皆因于少阴枢之不转，《根结篇》曰："少阴为枢折，则脉有所结而不通。"而神气不旺，附子之力以通肾气，则机枢转而精神爽慧，寐者寤焉，默者语焉耳。

妄投寒凉药

疫邪之着于人身也，就其所着，驱而出之，一定之法也。其着膜原也，疏利之；外出于三阳也，发散之；浮越于分肉也，清解之；内传于胃则下之；下入于肾则温之；上聚于胸则吐之。又，无表里之确证，热有休作而难解者，柴胡以挑发之，是为常法。时师不谙此法，又不悟苦寒专清热，而无驱邪之能，以为热清则邪去，不识"邪不去，即热不清"之义，每每连连黄连解毒汤而无效，便加石膏，或白虎加黄连，只清热之务，既热未消，旋随伤胃气，谷食愈不进，缠绵延日，气竭血涸，遂幽泉路亦何限矣，岂可不悯耶？又可氏所论，针砭时师之膏肓，百六十年于此，沿未有医者，可长吭矣。本论论妄投破气、补益剂之

---

① 绠：汲水用的绳子。

医，夫莅瘟疫，拟与是等药，固无眼者也，不敢齿录焉。

大　便

邪之在表也，视症观色，较诸脉状，而可知而疗之也。邪之在里也，视症观色，参之脉状，伍之腹候，亦可知所在。其知之也，皆系表察，故每多疑虑，动执迷误，治亦不解也。但于舌与大便、小便，此三者，径可亲视里之体，寒热虚实，莫不见于此。能谛此三症，昭昭乎，如照脏之鉴，洞腹之草，二竖无遁形焉。死生吉凶，于是乎判。非唯温病而已，为百病之关辖。学者须覃思焉。

又可氏曰："协热下利者，其人素大便不调，邪气乘于胃，便作协热下利。"余数遇此证，平素大便实者，尚作此证。由此考之，伏邪之传胃，暴则不能稽留于胃，蓦然乘势迸出也，故其色初焦黄，浸变正黄、黄白，一如虚寒下利也，是热势急燥，不暇乎焦着而出。当下之，宜承气汤。勿拘色之浓淡，臭之微甚，有得汤其色却焦黄，其臭复瓮恶，是因大黄荡涤邪热，而除却腐秽，下止思食，则为胃气苏，停汤勿与。

温病初起，午后发热数日，忽心下疼痛，而不痞硬，下利臭秽。既而肠鸣虚满，小便稀少，唇干舌润，脉数而无力，跗阳少阴，脉不甚见，此为协热下利。但以一无下证，医为阴证，与之附子剂，毫无效验，脉证自如，于是更方转剂。延捱旷日之际，津液日竭，精气日弊，耳聩舌燥，食减，神昏多卧，二便自利，或下血遂至不济，此固非阴证，必由失下也。初心下痛者，是伏邪之传胃也，他不见下证，及脏气未疲，津液尚存，急下之，恐不至于此，宜达原加大黄。若承气汤，随证撰用，利止食进，二三日后，有复下利，为余邪再传胃，虽心下不甚痛，而见其机，急下之，耽搁移时日，旧弊复起，神脱气竭，非前日之比也。

又，协热下利，有欲下而不可下者，其腹热而软，其脉数而弱，延捱日久，唇口干燥，一无下证者，宜黄连阿胶汤。若此证在初起，而无下证者，宜四逆散。二方并见《伤寒论》。所谓无下证者，毒已从下利而消，余热之未解也，岂必承气汤而已乎！

大肠胶闭，其状意欲大下利，莅便则屎黏着于肛内，其所通却些少已。此证于杂病亦有，为难治，宜张子和木香槟榔丸。

又可氏曰："温病愈后，反腹痛里急者，下焦别有伏邪，所发欲作滞下也。若果下焦有伏邪，初逐毒之时，借其药力而下尔，譬如破竹，迎刃自裂也。"夫肠胃一路，何处伏留乎？今有此证者，乃大邪新除，肠胃尚薄弱，自易感时行气，别所发之病也。但以里无宿毒，虽病亦解耳。

一羁客，四十余岁，轻疫新解后，大便不行半月，谷道夯闷，日夜不休，以状如脾约证，医连进麻仁丸，分毫无效，愈增下重。请余诊之。其脉大而不实，脉法大为虚，不实即弱，弱为气衰。其舌白而无苔，白而无苔为阳微。亦不能干燥，不食时呕，病属少阴不足，投六成汤，副用肾气丸，诸症渐治，有故不竣事而辞去。夫此证与脾约，形态无异，但以脉状可别之矣。不通此义，取证舍脉，反与刚剂，徒使胃气逆，遂至呕不食而毙。夫脾约属实，虚秘属虚，霄壤之违，而其证相同，每易致误，岂可不慎乎？

小　便

又可氏曰："热结膀胱，小便闭塞，而不及阴证。"阴证下，更宜有"阴证字"。亦有小便不利，甚至闭塞。夫膀胱，肾之府，肾和则能出。今肾受邪，则戚促不施于膀胱，而膀胱为死脏，容而不出，泄而不觉，有而如无，因肾气之通否。经云"肾主二阴"，是也。故小便闭塞，小便不利，虽利而稀，治在少阴，宜真武去术。肾气一通，则膀胱得苏，而小便便利。若尚难利者，外灸石门，从内外阴阳，必利焉，此证间有。时师见其大便亦秘久不通，固无意投附子，妄引开北得南风之譬，以大黄下之，速死于倏忽，亦不鲜也，岂不忓哉！

小便闭塞，不论阴、阳二证，必少腹结块，其块日渐肿大，有至于脐上，每苦急迫，但阴证不急迫而苦，如无害者也。医药得法，虽小便利，结块未消尽，为肾气尚不全复，服附子勿懈，块尽肾复。但此证神气昏聩者，烦躁不宁者，腹满加哕者，皆属不治。

又有初小便不利，卒至于一日夜仅一二行，通则利二三合，是膀胱津液满而自泄也，与遗尿同趣，非肾气通而利也，并宜真武去术。又有阴证而小便数急淋痛者，伏邪传肾及膀胱也，治以附子剂通少阴，以益元散解膀胱热，不得纯用猪苓辈疏泄膀胱，恐日后有助下利之弊。

一妇人阴证，神气昏闷，小便闭塞，数日不通，小腹结块，大如气球，医以手术，按而出之，卒脱气而死。

一贵妃阴证，神气恍惚，大便十数日不行，已至腹满，小便亦不利。一医欲下之，但以无胃实证，且腹中时为水声。余固持不攻，已而小便快利，得二三合，则便额上出冷汗，淋漓欲流，四肢逆冷，急投四逆汤，回阳而愈。

上件二则，寻常所不见，姑记具参考。

前后虚实

先实后虚，又可氏概为失下，血液搏尽证。亦有未然者，伏邪欲溃之际，热势日张，殆为胃实状而不实，隐然该见少阴证，此为上盈下虚，终不可攻之。

脉　厥

宜与后条查看。

脉厥神色不败，言动自如，别无怪证。此三句着眼处，如此而脉厥，果是阳证也。舌无苔，腹不硬不痛，尿不甚赤而脉厥，果是阴证也。故下条云"须以神气形色，病证相参，以决安危"是也。

体　厥

体厥一证，《施幼声医案》中论之详悉。又有脏结，亦体厥。《厥阴篇》曰："伤寒脉微而厥，至七八日肤冷，其人躁无暂安时者，此为脏结。"夫脏结者，无阳证而体厥，至其困极则体厥，阳证隐焉。二者皆躁烦，殆乎难辨别，但此证常无，有所逢亦甚稀，其候难明言。特就躁烦上论之，偏在躁扰无宁刻，与有安静之时而已。

伏邪传少阴

所谓"伏邪传少阴"者，初热势日张，微渴微烦，或大便下利，如协热利状，或大便秘而不通，而无所苦，心下似满非满，似硬不硬，按之似痛亦不觉，小便微赤而稀疏，或癃闭不通，势如欲旦夕传胃状，而奄忽见善眠证，欲呕不呕，欲吐不吐，是少阴之确证也。人视其善眠，以为邪势折，医亦安焉不省，概投柴胡剂，延捱引日，遂至于危殆。若果邪势之折，当精神微苏，口思食饮，诸症遂衰。今热不减，利不止，舌增干燥，苔虽薄不脱，神气恍惚，如有如无，于是急不通肾气，水源先涸，真气内急，恐有噬脐之悔矣，宜加减真武汤、茯苓四逆汤辈。

下虚上盈

所谓"伏邪分传于胃、肾二脏"，名为上盈下虚。其证上、中二焦，大热大渴，口燥舌干，黑苔生芒刺，或无苔。耳聋不食，烦躁谵语，是逆头痛如破，鼻衄如溅，是邪传于胃也。亦至夜间，大便滑泄，小便稀疏，日夜仅行一二，时时腹痛为水声，或为往来蛙鸣，昏昏善眠，手足时厥，是邪传于肾也。二脏证兼见者，假今大热短气，心下硬急，与附子无辞。二脏证该见，其脉沉弦而数，或数疾如急湍。如此脉证，最为难治。就上欲攻胃，则有害于肾；欲回下虚，反助上实，将虚实兼疗乎！王叔和所云“神丹、甘遂合而饮之也”，言巧似是，其理实违。夫病有浅深，治有先后，能得其法，便有一举两得者。夫下虚不温，肾气不通，则上实不降。上实不降，则大热不减，亦非参附、养荣辈缓剂之可救。故舍附子，无如之何而已。余窃考之，伏邪本虽甚，分传之上、下二脏，则热势不专一，自易制之理也，虽然上热反剧于胃家实，熇熇然势不可当，何也？夫邪入于少阴，肾气动而不宁，上有感招之实热，少阴之火，随而奔腾，混同为一，以张分外之热，但阴火之性，煽而扬之，延蔓之速，犹燎原之火，不可向近也。故欲治之，所谓先平治肾气，引火归原，则壮热顿半减，胃中唯余五分之客热，使其势孤弱，自易化耳。是以余于真武汤中，去术加甘草，以疗此证。所以然也，夫壮热之气，苦寒以清之，为治之常法。唯有于瘟疫少阴证，并上盈下虚，便用常法，反激而不服，其弊逮下虚之所，转增虚候，于是甘以缓之，则激者下降，烈焰自熄，即柔能胜刚之义也。

加减真武汤方

茯苓　芍药　附子　生姜　甘草

上五味，以水二合，煮取一合，冷服。若热甚，津液涸竭者，加熊胆、童子小便服之。

甘草降火，芍药养荣，又二味勠力，以和胃气；茯苓利小便，治心烦；生姜化饮回阳所以不用干姜，嫌其燥热也；附子通肾气，引火归原，归原则津液随生，邪气自化。其所以冷服，资一以润上之二焦，一以停药力不下走，但此剂虽有甘草、芍药，以滋辛热，犹恐有抱薪投火之弊，故至津涸者，加胆汁、童便，以防燥清热，亦长沙之遗意耳。

喑　哑

《松峰说疫》刘秉锦曰："失喑者，舌仍能转运，而喉中寂然无声也，与舌强不能言者，自难混呼矣。温病无声，十不救一，所谓热病喑哑不言三四日，不得汗出者死也。此证总由温邪入脏，热气冲塞，燔灼所致。"余考经文《宣明五纪篇》。曰："邪搏阴则为喑。"又，《脉解篇》。曰："内夺而厥，则为喑痱。"此肾虚也。肾脉侠舌本，邪入肾经脉不流，故喑不得言也。吴、刘二氏，以为心气耗损而然，刘又举病因数条，果然也否。但值此证常不多，故适值亦不经意，逢变方噬脐，不知者仍恝然不介意，岂可不讲乎哉?!

数疾脉

数疾脉，状如奔马，又如急湍。《脉法》曰："脉数疾，卫气失度，浮滑之脉数疾，发热、汗者，此为不治。"夫卫气失度，脏腑经络、四肢百骸，无所不失度，犹之天之日月、星辰，缠度之有差。缠度之有差，因北极之机枢有变动也，卫气之失度，乃下元之失守也，岂此容易之事乎？故得此脉者，病辄为难治。譬之自鸣钟，去其雌坠，则大小诸轮，一时急转，輷①然雄坠直下，下尽至地则休。及其未至地，以雌坠挂下之，复更诸轮瑟瑟转，常度行无舒疾，雄坠之下亦平也。所谓雌坠者，下元之守也；诸轮之转者，荣卫之行度也。雄坠之直下者，脉之数疾也；至地则休者，其人死也。及其未至地，以雌坠挂之者，投附子以回下元之阳也，能及其时，则营卫复常，脉息得度，数疾之退，乃雄坠之平也。世医不会到此理，随证与柴胡，投承气，反能杀人。余每遇此脉，辄舍证取脉，候脉状之复，而后随余证疗之，或回生于九泉下。

① 輷：象声词，状车声、雷鸣及其他巨大的声音。

掐　阴

瘟疫阴证，偶有掐阴器不休者，于失下证亦有，比比皆死。但至见此证，精神已昏蒙，诘问不得何故所为然。近顷一儿染疫六七日，烦躁谵语，神昏不宁，频掐阴，坐卧不休。余诊之，少阴挛结，连于少腹，按之至横骨旁则蹙额，如痛难堪状，而所掐便止，放手复掐，体作随手。照余证，与加减真武汤，八九日而热解，神少苏，所掐渐止。于是问其所以掐，儿曰："峻①痛不掐不堪，故掐。"始知此脏结证，所云"胁下痛连少腹，入阴筋者死"是也。余尝疗几人不治，斯儿独得生者，非吾之力也，盖因精气未散，混然天机完固也。聊记备后案。

---

① 峻：男孩生殖器。

卷下

杂气论

方书云天行时行病，而不言其所行之气为何等气，又可氏乃言之杂气。杂气中，有一种之猛烈，言之疠气，往哲所未阐发，卓荦①确论也。然唯谓六气之外，别有杂气，其为气也，无所可求，无象可见，而不言其气之为何物，其起从安所，则泛然几乎河汉之言已。盖杂气之起，当复有因焉，因明而百杂气可辨也。余读《左氏》昭四年。申丰曰："冬无愆阳，冬温。夏无伏阴，夏寒。秋无苦雨，甘霖。春无凄风。寒。雷出不震霆。无灾，霜雹疠疾不降，疠，恶气也。民不夭札。短折为夭，夭死为札。"据是观之，疫疠之行，因六气之不和。郑玄曰："疫疠，气不和之疾。"疫疠之气，即风寒雨旸，不正之气所化成，非六气之外，别有一种之疠气者。医和曰："淫生六疾。"淫，过也，过度失常即不正，不正即淫邪。淫邪之行，变幻不一，而足杂气之作疾，变态无限，恶莫所不抵。故所谓杂气者，

---

① 荦：特出，明显。

即六气不正之所酿成，非六气外别有一气也，故方其发也，多夹时今之气。又可氏言之"借时气而发"。《难经》《五十八难》。举五伤寒曰："有风温、有湿温。"长沙氏作《伤寒论》曰："中风、中寒，风湿相搏。"《周官》曰："四时疠疫，春时有痟首疾，夏时有痒疥疾，秋时有疟寒疾，冬时有嗽上气疾。"皆以带专令之气，致有许多之名色，是古义也。故谓杂气者，六气不正之气，非别有一种，亦足以证。

兵荒之后，疫疠大行，何也？夫一气之不和，尚有杂气行焉，况如兵乱凶荒，由阴阳之气，乱不调爕，且饿莩不敛，死亡无讼，怨魂残气，充塞其地，能合不和气，发为疠气。子产曰："鬼有所归，则不为疠。其治在君子，医巫次之。"《杂气》之一篇，又可氏究力，曲尽乎杂气之情态，无得而可间然矣。但至于大麻、鹤膝、历节、老人中风、肠风、厉痢、痛疔、流注、丹毒等之疾，以众人所病，其证相同，言之杂气之所谓，然其病各显然，有因而后发，不可言之杂气。若以众人其证相同，言之杂气乎，如虚劳、劳瘵，亦言杂气所为可乎？乃矫曲过正，驷不及舌也。又云"瓜瓤温""探头瘟""疙瘩瘟"，幸而几百年来罕有之证。余于他书，未尝见此病名，近于清人刘松峰《杂疫论》中，始见载瓜瓤、疙瘩之证，治须查看，备不虞。

蛔　厥

蛔厥之一证，又可氏所说"在胃实之际，兼见蛔厥也，故治胃热，蛔厥自愈"，是发《伤寒论》之余绪也。余顷年屡遇此证，从胃寒来者居多，其证不异《厥阴篇》所云。夫温病及热稍解，乃饮食应进，有忽发呕反不食，是属蛔厥。其症两颧潮红，下唇鲜红而干，时心烦臂热，或发热呻吟，时静默不语，或腹痛腹热，心下妨闷，时唾涎沫。其脉数而弦，若浮大，是其证候也。虽口舌干燥，大便几日不行，宜陶氏安蛔汤。与汤数日，假令无其效，勿错虑于其间，是虫气之盛，而药力之未达也。有旬日方效者，又有不过二三帖而有效者。若腹痛不已，投剂无效者，宜甘草粉蜜汤救急。

此证每于热稍减之际而发，有与升阳散火汤证相似，几乎难别者，余常以舌苔之有无检之，百无一失，理中安蛔汤方。

甘草粉蜜汤方

人参　白术　茯苓　山椒　乌梅　干姜　甘草

上七味，照常煎服，今加甘草，乃虫得甘则动，动者易制，椒、梅以杀之，即乌梅以蜜丸之意也。若手足微冷，加附子。

呃 逆

呃逆，古曰"哕"，是也。又可氏云："寒热皆令呃逆。但治本证，其呃自止"，是也。《巢源·热病哕候》曰："伏热在胃，则令人胸满。胸满则气逆，气逆则哕。若大下以后，饮下多胃内虚冷，亦令哕也。"今按：不唯胃冷，属阴证最多。又可氏所讥者，吴人每见于胃实之际哕者，亦以为胃冷治之也。哕有寒、热之别，应将余证参考，自勿错误之失尔。

瘟疫下证，具投承气下之，烦狂已定，忽有发哕，以其脉无力，更与四逆汤，凡十有余帖而止，以其无即效，勿半途换剂，非剂之不应，病深药未彻其处也。

少阴证发哕，与四逆辈而不止者，宜天枢、气海灸之。瘟疫发哕，不论寒热，其症甚重，宜勿忽诸。故经曰"病深者其声哕"是也。又有兼见腹鸣，为往来蛙声，其症极危。

腹 鸣

腹鸣与转气，其证自异也。转气属实，腹鸣属虚寒。考之经论，无一属实，其甚者，为往来蛙声。是因中焦不运、下焦不通，其状腹内阁阁盈盈如蛙鸣，从呼吸上下，时与呼气偕进出。其声浊恶而长，谓之硬气。此因上焦不归、下焦不通，固莫可治之理。但其不至与呼气偕进泄，食之不绝者，或可挽回矣。

一男子，热稍解，腹无宿结，心下膨闷，时为往来蛙声，饮食俱减，小便不利，其脉无力，是欲为下利也，与补中汤出《济世方》加附子而愈。

一武弁，甫下强仕，以纵酒多欲，阴素大亏，适感瘟疫，十有余日，而及热半解，精神随衰，食亦日减，小便稀通，忽发哕不止，以势危笃。请治于余。视其脉弱而无神，可维特辞，以逆施不及，固请。与四逆汤加人参无效，忽兼见往来蛙声证，以无他策，增重剂而投之，每日所与之附子，凡二十有余钱，参、姜称此。连日无寸效，跗上见肿而毙。聊记证治，以具参酌云。

论　食

瘟疫有首尾能食者，有从初不食者。以不能食者较食者，其能食者，不唯胃气和而已，津液润泽，热自易化；不食者，津液日涸，脏腑燠燥，难治之理也。但如少阴证，间有略能食，一日不断者，特勿恃食，忽本证焉，肾气不通，则真气先竭，精神恍惚，言语错乱，遂至不济，虽食无益也。

此篇须论除中证、古云消中是也。蛔虫证，不举此二证，吴氏之阙典也。夫如蛔虫证，抵热略解之际，诸证亦减却，饮食稍进，唯腹中微热不减，尚时发，忽恶食不食，或心烦干呕而不受，强与之呕而困闷。一二旬不食，终亡害。值此等证，不论热之多寡，宜安蛔汤加附子。又如除中证，只食而能饥，饥而能食，虽食而津液不回，瘦弱不复，复热不除，大便不利，或利而不止，日渐罢弊，是由脾胃之衰惫。值此等证，不问热之剧易，宜理中辈，《伤寒论》论之谛矣。

论　饮

即论渴也。

又可氏曰："如不欲饮冷，当易百滚汤与之，乃至不思饮，则知胃和矣。"凡渴欲饮者，以邪热之熏蒸，津液为之涸，腹里如汤沸，故渴而自救耳。其好冷水，固常事也。今畏冷好热饮，恐以热助热，不可以不辨。夫伤寒、瘟疫之渴，概属于阳明、少阴之二证，其属阳明者，必好冷水冰雪，白虎、承气证是也。又，心下有留饮，津液为不化生，脏腑失液而渴，其有热者好冷水，无热者好暖水，不特好冰水，乃留饮即滞水也，五苓证是也。又，经曰："恶燥。"今邪热归于少阴，则邪热与阴化，下利亡津液，遂成虚寒，故渴引热饮，而自救耳。假令其不下利，亦有渴者，以肾气不通，津液不施也。将附子回阳，则肾气得通，而五液并溉，热渴自止。故渴好热汤者，属少阴也。

清　热

又可氏曰："时疫首尾，一于为热，独不言清热者，是知因邪而发热，但能治其邪，不能治其热，而热自已，邪之与热，犹形影相依，形亡而影未有独存者。"可氏此论，实不易之确论，孰敢间然焉。但其所谓治邪，言以汗、吐、下三法攻之也，然间有可攻之证，而熇熇大热，蒸蒸身热，或时有休作，热仍不解，不可如之何也？时师逢此证，概投升阳散火诸汤而不解，更与黄连解毒、白虎加黄连辈，妄事清热，愈清愈热。荏苒移时日，其际大便不秘即滑利，或小便不稀即癃闭，或内衄吐红，不食日重，精神疲惫恍惚，言语不与人主当，是虽时师罪，然无可攻之证，则不由清热，将何处索道乎？时师之务清热，未可言无谓也，但诊候不谛，故无效而已。苟诊候诊谛乎，可无大过矣。

夫风寒与瘟疫等是为热邪，有一所感，其处必热。诊热之轻重，以知邪之所在。若风寒之邪，始着太阳，故头背热甚，而胸腹热微。若瘟疫之邪，横着膜原，故两胁热甚，而及胸腹，午后势渐张，以与太阳不相涉，头背热反轻，是瘟疫与风寒之别也。不识此形势，而临病家，失之于初，则病中生许多之祸也。及邪之入里也，诊犹有若此者，假令内蓄风毒，外必不仁，内结痈脓，外必甲错。见于外者，必根于内，推而扩之，诊大表，可知邪之所在，古之法也。知邪之所在，考之脉证，了然历历可视。见而为制剂，药无虚发，虽不中而不远矣。

胸中有热者，虚里动而臂热。

胃实者，腹中热，心下硬满而痛。

少阳有热者，右胁下热，其经拘急，若连少腹，膨然微满者，或下血。

胸腹及周身大热，若无大热，无甚发作，烦渴好冷水，舌上白苔，其脉洪大，若微洪大，不论有汗无汗，为热在肌肉。

额骨热如灼，少腹热不甚，若微冷，为下虚上盈。

四肢厥逆，腹中反热者，为阳气缩退。

是诊热之大略也。所谓某处热，唯某处热，非言他处无热，较之他处，特某处殊甚而已。啬诊候不切，几乎难得矣。是余积年覃思，私所得也。

向余疗女孺，甫五岁，系瘟疫。六七日视之，证属阳明。心下硬满壮热，按之辄啼。因知其痛，与小承气汤加甘草。至夜再诊，大便未利，然心下已软，热大减，微思食，但少腹热反甚，是胃中之燥屎，已降肠中也。虽未得利，知不俟朝必利，其夜果得下二行，不日而愈。夫燥屎在胃，则心下壮热，已降肠中则少腹热甚，盖小儿皮肉薄弱，邪之所在，玲珑可鉴。至于大人，肌肉敦厚，虽不如此莹彻，而于理无二，则能通其义，或有得焉矣。

又，按法治之，热仍不解，反求之少阴，得附子方解者，间复有之。详见于少阴条。

应下诸证

舌白苔

疫邪在募原，舌上白苔，是其症也。伤寒邪传少阳，亦白苔。苔无二等，是热病之所为。何以别之？少阳白苔，其症往来寒热。疫邪白苔，口渴而无恶寒是也。又，阴证之极，有白苔，滑如摊肪。

舌黑无苔

固属胃实，下后硬黑变软黑，是其常事。若下后，神不苏善寐，为余邪入少阴，又上盈下虚，亦见黑苔，与胃实无异。

舌黑无苔

又可氏曰："此经气，非下证也，妊娠多见此。"阴证亦有此，并非下证。所谓经气，在经之邪热，不能透发于外，却内蒸于胸中也。此证数欲漱而不欲饮，治法宜柴胡剂。

妊娠多见此者，内多蓄血液，为外热所蒸，变见其色也，犹地黄以酒蒸之，其色便黑，治法同经气。

阴证见此者，肾气之困。见其色也，犹瘀热在脾，便发黄，而有甚于此。又，见离离灰黑色，乃肾气之倾也，并非附子剂，不能挽回矣。

舌黑干燥

伏邪日久，不离募原，则邪热熏胸中，与心火相并。郁为大热，津液涸竭，则白苔老，作焦黑色而干燥。恰与胃实之舌相似，而无苔为异，且以腹无胃实候，应别之。

又有蛔动，虫气熏膈。见此候，应就本条求之。

舌芒刺

此候不系于疫之轻重，人之老少，延捱引日，津液素涸者，舌上干燥，易生芒刺。治法，虽欲为主生津润燥，而为余证所拘，无暇专行滋阴也。苟非慧悟于匕剂者，多失乎机会，悔而不及矣。

舌裂

上盈下虚，亦见此候。

舌短　舌硬　舌卷

阴阳二证，俱见此候，多易取败。

白沙苔

下利伤津液，亦见此候。

舌红滑

以大便下利，不暇热熏胸中，故无苔。以下利亡津液，热毫不除，故红滑干燥，宜急下之，失下必死。又，伏邪陷于少阴，所云舌黑干燥随消，亦变作红滑色，宜加减真武汤。

舌两道白苔

邪尚在募原

唇燥裂　唇焦色　唇口皮起

并属胃热，固当下。又，上盈下虚，亦见此候。唇口皮起，阴证常多见此候。

口臭

因胃热涌宿饮，宜下。

鼻孔如烟煤

又可氏曰："此疫毒在胃，下之勿辞。"古人以为肺绝，见此症必死，仍应较余症，审谛发药。又有卧床日久，灯烟煤黑者，宜再审，勿忽弃。

齿衄　鼻衄

胃实之溢于经也，宜下之。又，上盈下虚，亦见此症，宜降火。但鼻衄有连日不止，至于二三升者，勿怪，里热从血解，与汗解同理。血已止，专主养荣。又，力役行旅，总劳身体者，系疫或为鼻衄，鼻衄者多死，所以然者，本因强力伤肾也。

口燥渴

此症不独阳证而已，阴证亦每见此症。经曰："肾恶燥。"邪陷少阴，五液不生，故口燥渴自救。时师不晓此义，概投清热药，徒延时日，过事不鲜。

目赤 咽干 气喷如火

上盈下虚，亦见此症。小便赤黑，涓滴作痛。

小便极臭

并热迫下焦，脉沉实而数，为里实并可下，但无力者，未可下。

扬手掷足

即躁烦，有虚实之分，宜较余症而定之。概躁烦，属真气几微，尚有可治者，至身不宁危。

潮热 谵语

二症并见属胃实，固可下。又有神虚谵语，详见于本条。

善太息 短气

属胃实，此症心下必满，并可下。上盈下虚，亦见此症。

心下满 心下高起如块 心下痛 腹胀满 腹痛按之愈痛 心下胀痛

并胃实之证候，固可下。但脉无力数疾，并不可下。又，阴证大便不通，小便稀，亦能胀痛，不可下

— 53 —

之。二便利，而胀痛自已。又，下后下证减，而按之心下仍痛者，有水结、有积聚，不可概为胃实。

腹皮贴背

此以胃实失下。累日不食，胃气失养，邪毒独存，胀满顿除，反作仰瓦状，形势甚危，似难施下，务急下之，或免鬼录。但腹软者，属虚。

头胀痛　头热　耳鸣

上盈下虚，亦有此三症。

小便闭

阴证每多此症，详于本条。又有神怯恍惚，小便闭者，宜导赤散。但遗矢者，不治。

大便闭

阴证每多此症，详于本条。又，虽闭至一二旬，而不下重，无害于小便，慎勿下之，津液回而自通。

大肠胶闭　协热下利　热结旁流

并详于本条。

四逆　脉厥　体厥

并失下者，间至于此，但烦躁无宁刻者不治。又，不下后，有见此症者，宜四逆辈，不及者死，详见于本条。

发狂

此症特见于白虎证，其他概烦躁、谵语之甚，乃作狂状也。

应补诸证

又可氏曰："虚证散在诸篇，此不再赘。"余检阅诸篇，至说阴证，乃仅仅匆匆而已，此主张阳证，务唱下剂，至迄阴证，故省略之，求其意，乃曰："瘟疫无阴证，故不附载。"此以当年所行之疫与今时之疫，其证有霄壤之违，详见于下项条。今采摘类聚乎阴证、上盈下虚证、虚脱证，以便参阅：

阴证

善寐

仲景云："少阴为病，但欲寐。"以此症所见平稳，人皆以为热消病减，晏然不怵疑。安知少阴之始症，而阴险从此生。又，邪在少阳，亦有眠者，其他无有此症，但病愈善寐者，不系焉。

唇口干燥而无苔　唇口皮起

并津液不至咽。

舌红滑

邪热入少阴，上并手少阴，则五液干燥，上焦仍热，故舌见红滑。又，见于前"应下证"中。

舌黑沙苔　发渴

并虚火之妄动也，详于"口燥渴"条。

— 55 —

大热而腹软　大热舌无苔

并诊腹大热如灼，霎时按之，手却觉热轻，此系虚火妄动；若手不觉热轻，仍宜以脉参较。

夜间大便滑泄

此因内阳守乏，夫至夜阳气渐退，阴气随长，宜以下利之时刻，度虚寒之微甚。

下利厥逆

此症既具在《伤寒论》，更不附悬。

哕逆　腹中蛙声

并属虚寒，见于本条。

小便稀　小便闭　小便遗　大便闭

此皆因阳气不充于下焦也，只将真武辈，俟阳气还回，不劳而自利。若强欲利，用行气水药，不唯无益，反招害。

脉沉数而弱　浮数而弱重按如无

见此脉者，属阴证。况于微弱乎，虽热甚，不可下。

脉数疾

其状如奔马，如急湍，此卫气失度也，得此脉者，虽诸阳证具，非附子实下焦，而不治。详见于本条。

上盈下虚证

诸症附见于"应下"条中并本条，其他三症具下：

头哄热

下焦不治，虚火奔腾之所致。

短气息疏大

吸气不至肾。

周身大热，少腹热轻或冷

虚脱证

如撮空理线、微喘盼视、发根瘙痒等五脏绝症，人皆常所谙，更不附载。今举所数经过症二三，以具参考：

白㾦

时师误言白疹，此症因卫气衰，而偶有治者，但精神日虚悆不治。

诊脉牵手缩去

此症所见虽微，而未见得生。

喑不得言

见此症必死。详见于本条。

屈膝仰卧

此症系真气虚微，多不治，犹鱼之将死，仰浮于水上。

下血如崩

此症男子每十七八死，妇人每十五六生。此以女子阴有余也。

烦躁无宁刻

必死。但四肢不厥者、头安于枕上者，或可挽回。又，热略解，食稍进，而烦躁不治者，为邪乘心，虽不至无宁刻，而必死。

论阴证世间罕有

天明壬寅年，东西诸国，瘟疫大行。其死亡者，不可胜殚，京师亦行。其证概属胃家实，先之余刻《瘟疫论》，从此法疗，多得全活。然世鲜传本，虽有余刻，而轻视不敢读，人皆以伤寒法发汗为要，汗出热仍不解，愈更增取汗，是以津液先涸，未至胃实，烦躁至死，亦不为不多，是吴又可之所惧也。无几何，东奥西肥之徒，各驰书谢曰："顷温病大行，依吴氏法治之，其易如探囊中物，皆先生之赐也。"余益信又可氏之有功于瘟疫，时师亦稍稍知取而读之，遂大布行。久之，或为余语曰："一人系疫，百疗无效，服附子理中汤，得愈有诸。"初余冷笑不肯也，适值肠澼病，以苦寒攻之，证候反剧，更投桂枝人参汤，脉腹俱和而愈。夫肠澼亦病属热，治尚如此，特于瘟疫，未尝无此理。每值瘟疫难瘥证，诊而不谛，思而不得，中心愦愦焉。后读《岭南卫生方》于"瘴疟"条，私心略领之，有感乎或语。

天明戊申春正月，京师大火，十万之家，顿为烧土。人民落胆，彷徨于道路，无身可依，或窜居于陋巷僻地，或假寓于仓库之存，苟且图生者，十居其九，诚可务恤也哉。未几何，瘟疫稍行，至四五月盛行，其证如胃家实，而有所微见阴证，仍用大黄死，用附子则生，与岭外之瘴疟，趣相类。示后年年，所视之疫证，治略相同，但属大黄证，每十不过二三。多用附子以免危，与所谓胃实证，霄壤悬隔。初见伏邪证，非敢有异，今证之径庭，何其甚邪。儿德舆曰："盖邪有刚柔也，犹热病有中风、伤寒，俱感于太阳，随其所传，百证变见。疫邪亦有刚柔，俱着于膜原，随其所传，百证变见。但刚邪势剧，同气相感，传于阳明，柔邪势缓，不能传胃，同类相聚，径入于少阴，下虚上盈，犹伤寒有两感证，刚柔相半也。吴氏言瘟疫无阴证，非吴氏之过，顾其时柔邪尚不行，吴氏未视疫有阴证也。"此说虽无据于古，而于理未可挤根之。又，余尝历观，伏邪之传胃，每不多引日，是邪离膜原之速，而轻悍也。其陷于少阴，欲离膜原而不离，稽滞多日，方见阴证，是邪重浊也。指之言刚邪，言柔邪，似不可为河汉言，据此求之，治术亦有可为矣已。

宽政辛亥年，从客臜瘟疫稍行，有阴证，有阳证，有上盈下虚证，于一门内，虚实并行，以常惯阴证，动易执迷致误，非能讲究，而了然乎胸坎，安得缓急相应乎？

余一时疗疫，大小三次，因岁气有不同，如今所记，总系经验，苟有所违于法，不死必危，吉凶直见，非如杂病之可左右也，读者其思之。又可氏曰："随其证治之。"勿臆度其虚为阴证骤温补，可也；至日与房欲何与焉，未可也。经曰："藏于精者，春不病温。"又《玉版论要篇》。曰："病温虚甚死。"又可氏于四损证，置之度外，亦由精不足也。余久历视，病形似不死而死，多在多欲人，少欲者，虽失下羁迟，尚有得生，学者应留意焉。谓与房欲不与，揉曲过正也。

又可氏曰："真阴者，始则恶寒而不发热，四肢逆冷，其脉沉细，急投附子汤回阳。"王履所云"直中伤寒"是也。余按：此证是中寒之急证，犹暑时之霍乱也。吴、王以此系伤寒瘟疫，似径窦相失。夫伤寒、瘟疫，当渐次传里，而作阴证，未闻有如此之阴证。

又可引《捷要法》曰："阴阳二证，以小便赤白为据，万不失一。"若夫如此，于别阴阳乎，何难之有？以余所诊视之，虽阴证小便仍赤，所以然者，本因热邪之所内陷，与脏气相搏，荡摩冲击之际，津液带其气而下，故其色每赤，但赤有浓淡已。若上盈下虚，其色尤甚，于其际欲区别，固为难。若俟其清白，方为阴证，岂翅迟三十里而已乎？

舍病治弊

一医看此条，纵饮冷水，大热顿解，脱然而愈。适值大渴证，今恣饮水，至二十余盏，而渴止则腹中暴胀，发喘而死，此轻视长沙与水禁之过也。

轻疫误治

《伤寒论·平脉篇》"脉浮而大"条云："久久为痂癞。"《太阳篇》"伤寒吐下后"条云："久而成痿。"《阳明篇》"阴阳病，若中寒者"条云："欲作固瘕，如此等证，皆因误治成痼疾。"又可氏于此篇，发其余绪。示虽轻疫，不可忽视。余尝视瘟疫瘥后发狂者，为虚劳者，应查看下项"主客交"条。

肢体浮肿

下后比热稍解，稍知食味，有跗上微肿，其人或微头痛，此阳明气通，非虚候也，饮食调理，不药自愈。

服寒剂反热

气为邪阻，抑郁为火，火邪混同，发作大热，此邪本也，火末也，邪退气自通，火消热自清，故邪不除，无热清之理，但邪非汗、下不除，今无可汗、可下之证，无邪可逐之路，不得已以苦寒清热为务，不唯热不清，反抑遏胃气，气益不伸，火更屈曲，所以反热也。此又可氏之意，善道清热之无益，而不置治方，其意在下而取之。若遇其无下证者，将如之何也？欲汗、下以驱邪，无可逐之证，欲苦寒以清热抑遏胃气，欲养荣以胜热，黏膈不受，此余所疑而不决也。疗多人之间，若值下焦一隅之有阙者，辄本甘下火之语，主用甘草、附子降火和胃，引火归原，大热过半减却，神气少苏，所余小半之邪热，此自易化，谈笑可治耳。

知　一

论感疫而热，与饮酒而醉，其趣即一，宛然好比喻，语曰"能近取譬"，是之谓也。

四　损

吴氏曰："四损，言正气、真血、真阴、真阳之毁损。"当此之际，忽又加疫，邪气虽轻，并为难治。以正气先亏，邪气自陷，故谚有云："伤寒死下虚人。"所云"真阳亏损邪气陷，死下虚"并言邪气陷少阴也。又云："气不足以息，言不足以听，即汲汲少气也；欲言而不能，即喑而无声也，并属下虚证。"所云"四肢厥逆，下利清谷，肌体恶寒，恒多泄泻，至夜益甚，口鼻冷气"，即是少阴证，感邪虽重，反无发热燥渴、苔刺等症。今视少阴证，多兼此等症。但舍此等证，恃通肾气为佳。又云："阴凝不化即肾气不通也，邪留而不行即不传于他也。"余按：于四损中，除亡血家之外，总是少阴证也。自指阴证，不言阴证，而谓瘟疫无阴证。又云："阴证散见诸篇，其言不一定。"窃以似吴氏于己心，有所不安，以不置治方，是以世读《瘟疫论》者，不知瘟疫有阴证，而过人最多，是所以余郑重论辨也。

吴氏曰："真血不足者，即亡血虚家也。"真阴不足者，即津液干涸也。津液属肾，血属心，虽所治异位，至于荣养四肢百骸，乃血液无贰。今血液干涸，热邪乘之，脏腑经络，一时干焦，滋阴养荣，无暇施及，神气飘荡而死，但有真阳一点之资者，或回生于万一。

劳复、食复

一少妇罹疫，以婿家少看护，移病于外家，而请治。余诊证属失下，越三十日，邪热已解，脉证俱平，唯血气未复。余嘱父母曰："古语云：病如少愈，看护勿懈。"顷之，少妇坐不堪旷闲，请行药拜舅姑，遂去宿婿家，翌晡发大热，烦渴，口舌干燥，不食，病势日加重，药无寸效，六七日而逝。又一男子病脚气新瘥，但脉数未平。旁人曰："彼宿有合卺约定，婿在近，而虽愆期，奈之何？"余曰："《外台》云脚气因肾虚。今娶必死耳。"不听遂娶，其夜冲心而死。女劳之复，如此其急，岂可不慎乎？

一妇人，甫二十有五，病疫为下虚上实证，四十余日，而邪热已解，饮食渐进，时至过饱，制之下肯。一日，大吃食肉，卒发大腹痛，四肢厥逆，头汗淋漓，六脉虚微，急与四逆加人参汤，数帖方回阳，续大热复发，饮食大减，诸如前日证，更与柴胡清燥汤，十有五日，才复旧观。食复证，有如此甚者。

温　疟

前条二则：一论疟疾数日，而见疫证；一论热已解而见疟状。此条所论，乃疟而见下证，即疟疫兼证耳，不可别建温疟之目。

一妇，岁四十余，病疟，七八发，用劫法截之。六七日后，复更发热，势甚于前日，连发数日，发无定期，或一日再发。及其发也，两脚指头愀痛，号呼动旁人，不可触近。已及其醒，痛亦随减。诊之，舌上黑苔，大便难，不食，脉微欲绝，或沉伏不应。此疟兼微疫，失下之所致，殆为脉厥，与知母汤见《愈体广类集》。加鳖甲、大黄，取下日二三行，至六七行，疟势随减，痛亦随已，旬有余日而愈。

瘟疫脚气兼证

瘟疫十余日，一夜心下大痛，下利三四行，嗣后痛减，而下利不止，小便日减，脚渐痹痛。经数日复热加重，唇舌干燥，胸腹大满，两脚不举，神气皆蒙，二便遗失，脉沉数而弱，趺阳、少阴，伏而不应。时师与桂、附剂，数日无效。请余诊之，曰："此证因下利，下焦衰弱，脚气乘其虚也，是为瘟疫脚气兼证。

今虽表无大热毒，引毒已薄心，危在旦夕，若不忍坐视，莫如用紫雪，幸有利，热毒并解，为一举两得矣。"病家怖而不服，不日而逝。又，向视梅毒、脚气兼证，冲心气急，且不待夕。余将紫雪救烧发之急，不得全效，然延命数日，若及未濒死，或得回天之功尔，以其则不远，附言于此。

斑黄并发

《松峰疫说》举斑黄并发证治，其证先发黄，旋即发斑，以其人素弱，用托里举斑汤、茵陈五苓散，于二方中采择与之。已服一剂，次早发战汗，而后斑黄并退，豁然而愈。随名其方曰斑黄双解散（茵陈、猪苓、茯苓、泽泻、栀子、生地黄、甘草、芍药、当归，以上九味）。余未视此证，或可有之证，故采录以备参酌。若此证有于实家，以茵陈蒿汤取一下，瘀热以行，斑毒自透彻，如所云搏足鸟之谕。

妇人时疫

吴氏曰："妇人时疫，与男子无二，但其所异者，独为热入血室。"故全篇就伤寒热入血室三条，演其义而已。

妊娠时疫

经《六元正纪大论》。曰："妇人重身，毒之……有故无殒，亦无殒也。"通篇依此义立论。吴氏云："用当其证，见大黄为安胎之圣药。"孙真人以大黄，置补药之第一，《千金翼》。又可氏之言有所祖。

小儿时疫

通篇善曲尽时情，飞霞《幼幼集成》论搐全依此篇，以扩充义理，颇有可观者。

主客交

三甲散从大黄䗪虫丸摘出。但䗪虫丸逐瘀为主，破结滋阴为次；三甲散破结滋阴为主，逐瘀为次。盖又可氏锻炼之方，可与䗪虫丸并驾也。又可氏云："男女因他病，肌肉消烁，邪火独存，此际感疫，医家易误诊失治，逡巡旷日，则客邪虽轻，尚胶固于血脉，主客交浑，遂作痼疾，乃谓成虚劳病也。"余每值此证，度轻重深浅，随证撰用此二方，其未至劳极，间奏殊效。

正　名

仲景祖述热论，而作《伤寒论》，业已曰热、曰寒，至发热而渴，不恶寒证，表里证该见，无更可目焉。夫寒热阴阳之偏气，阴带阳曰冷，阳带阴曰温，即有表里相兼之义，取以命之曰温病，盖非有他义矣。

九　传

又可氏于此条，详论伏邪有九传，其要不过外传于三阳、内传于胃之二途。以历年余所诊考之，于二途外，又有二途：有伏邪径传于肾，有半传于胃。半传于肾，名曰下虚上盈。其传胃者，大黄可下而取；传肾者，附子可通而回。至下虚上实，乃用大黄，则胃热可泻；而滋损肾气，复用附子，则肾气可通，而增助胃热，然则附子、大黄并用乎。《外台》云："神丹、甘遂，合与之类也。"故于此二途，下虚上盈，尤为难治。经《评热病论》。曰："阴阳交者死。"此证亦可谓也。证治详见于本条。

正　误

　　《伤寒例》以下，诸子不认瘟疫之真，冥搜摸索，为空误妄说，恐注误来学。喻嘉言擒而鞭笞诸前，吴又可从而刑诸后，以二公之明，千载之滞义，一时如洗冤，仲景再出，必以龙图见矣。

瘟疫论私评

云庵秋吉

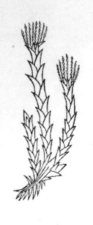

提　要

　　《瘟疫论》，又称《温疫论》，是中国第一部系统研究急性传染病（瘟疫）的中医学图书，作者为明朝末期的医学家吴有性（又可）。

　　日本学者云庵秋吉质文卿，临床经验十分丰富，对瘟疫的治疗也颇有独特的见解，为了让后人更好地掌握治疗瘟疫的方法，少走弯路，所以对《瘟疫论》一书进行了详细点评，并于1849年编著成册，名为《瘟疫论私评》。该书以《瘟疫论》为基础，不仅对文中的天文、地理、制度、名物各加细释，而且于吴氏之所偏逐一辨订，对吴氏之所长必表彰其说，弃瑕显瑜，使后人知所取舍，更加贴近临床。

序 一

　　自古学者，挟其所长，自命一家者，往往欲持己见，以印定后人眼目，而不知立言之弊，或流而为偏也，如吴又可《瘟疫论》是已。唯善读者，淘而汰之，替否而献可，则未始无益矣。刘松峰著《类编》，于其叙次纷错，字句谬戾者，细加是正，而至其说当否，则置而不论。舒驰远撰《摘录》，虽于达原饮等稍加辩驳，然大抵语焉未详，则俱未为善读吴氏书者也。余常慨于斯，将就吴氏书中辨析其能羽翼仲景者，与其悖于仲景之旨以误后人者，述为一书。事务倥偬，有志不果。顷者南丰秋吉文卿著《瘟疫论私评》，刊印问世，请余弁言①。披而阅之，于吴氏之所偏必逐一辨订之，于吴氏所长必详加表彰其说，往往与愚见相符，而其精确，非刘、舒二氏之所及，真为善读者。则余亦搁笔勿复烦辨已。抑尝考之。当明清鼎革之际，热疫暴行，遽犯少阳陷阳明，吴氏特目击此等证，遂立

---

　　① 弁言：前言，引言。因冠于篇卷的前面，故称弁言。

瘟疫无表证、邪著膜原及阴证，世间罕有之说，且不察仲景就证而命名之义，又不知仲景所谓伤寒是外邪之凡名，而瘟疫实包在其中，肆然别树旗帜，开后人歧误之端。此余之所云立言之弊，流而为偏者矣。然除达原、三消二方外，临病处方，深得仲景不传之秘，则卓然足以羽翼仲景。文卿所谓彼此对照，反复玩味，当如合符契者，盖亦谓此也。文卿之书出，而后学知所取舍，则不啻吴氏书之应用无慈，而仲景之旨亦有因以灿然者，则其益于人，固不浅鲜云。

嘉永二年己酉春三月江户丹波元坚茞庭撰于存诚药室

序 二

良医之治疾，犹名将之平贼，胸有成算固也。然其所以立功者，在我气盛，先挫贼胆。山阳咏毛利氏曰："当时眼已无二氏①，终使十州供旗牙。"吾云庵之临病客也，未诊脉候，眼已无二竖①。以我元气助彼元气，病魔安得不降伏乎哉？云庵，余通家也，累世业医，天性豪爽，英气压人。弱冠始出乡入京师，乃能起众医束手之病儿于其师家，尔后骎骎至今日名望之盛矣。顷者，诸门人将刻其所著《瘟疫论私评》使余一言，余不解医，然不读焉，而知其一一明快中窾。魏武注《孙子》他人所不能及者，以实事证之也。云庵之评，其必有如此者矣。是为序。

嘉永纪元岁在戊申秋八月小竹散人筱崎弼撰并书

① 二氏、二竖：指病魔。《左传·成公十年》："公梦疾为二竖子，曰：'彼良也，惧伤我，焉逃之？'其一曰：'居肓之上，膏之下，若我何？'医至，曰：'疾不可为也，在肓之上，膏之下，攻之不可，达之不及，药不至焉，不可为也。"

原　序

　　夫瘟疫于之病，非风、非寒、非暑、非湿，乃天地间别有一种异气所感。其传有九，此治疫紧要关节，奈何自古迄今，从未有发明者。仲景虽有《伤寒论》，然其法始自太阳，或传阳明，或传少阳，或三阳竟自传胃，盖为外感风寒而设，故其传法与瘟疫自是迥别。嗣后论之者纷纷，不止数十家，皆以伤寒为辞。其于瘟疫症，则甚略之。是以业医者，所记所诵，连篇累牍，俱系伤寒，及其临证，悉见瘟疫，求其真伤寒百无一二。不知屠龙之艺虽成而无所施，《庄子·列御寇篇》朱泙漫学屠龙于支离益，三年技成，而无所用其功，言"苦学无益"也。未免指鹿为马矣。《史记·秦纪》赵高持鹿献于二世，曰："马也"，云云。余初按诸家咸谓春夏秋皆是温病，而伤寒必在冬时。然历年较之，瘟疫四时皆有，及究伤寒，每至严寒，虽有头疼、身痛、恶寒、无汗、发热，总似太阳证，至六七日失治，未尝传经，每用发散之剂，一汗而解。间有不药亦自解者，并未尝因失汗以致发黄、谵语、狂乱、苔刺等症。此皆感冒肤浅之病，非真伤寒也。伤寒感冒，均系风寒，不无轻重之殊。究竟感冒居多，伤寒稀有。况瘟疫与伤寒，感受有霄壤之别。今鹿马攸分，益见伤寒世所绝少。仲景以伤寒为急病，仓促失治多致伤生，因立论以济天下后世，用心可谓仁矣。然伤寒与瘟疫，均急病也，以病之少者，尚谆谆告世，至于瘟疫多于伤寒百倍，安忍反置勿论？或谓王安道《溯洄集》，张仲景伤寒立法考之说。瘟疫之证，仲景原别有方论，历年既久，兵火湮没，即《伤寒论》或系散亡之余，王叔和立方造论，谬称全书。由此观之，瘟疫之论，未必不由散亡也明矣。崇祯辛巳疫气流行，山东济南府也、浙省杭州府也、南北两直南北两直隶也。盖明制分于天下，置十三省，以隶属州郡。两京旁近者，直隶于京师，故曰之直隶州。感者尤多，至五六月益甚，或至阖门传染。始发之际，时师误以伤寒法治之，未尝见其不殆也。或病家误听七日当自愈，不尔十四日必瘳，因而失治，有不及期而死者；或有妄用峻剂，攻补失叙而死者；或遇医家见解不到，心疑胆怯，以急病用缓药，虽不即受其害，然迁延而致死，比比皆是。所感之轻者，尚获侥幸。感之重者，更加失治，枉死不可胜计。嗟乎！守古法不合今病，以今病简古书，原无明论，是以投剂不效，医者彷徨无措，病者日近危笃，病愈急，投药愈乱，不死于病乃死于医，不死于医乃死于圣经之遗亡也。

吁！千载以来，何生民不幸如此。余虽固陋，静心究理，格例也。其所惑之气、所入之门、所受之处，及其传变之体，平日所用历验方法，详述于下，以俟高明者正之。

时崇祯壬午中秋姑苏洞庭吴有性书于淡淡斋

凡　例

一、此书清·康熙间，仪真刘方舟所校梓也。我明和间，获野台州始翻刻之。原有又可氏裔孙天都吴尚中序，曰："书成垂百年。"岂无知此书者？世无传书，书亦未经人读。由此观之，是系其原稿明矣。方舟或得之于尚中，亦未可知也。以尘埋年久，不能无舛讹。今集类书，以是正之。

二、篇目序次，虽有如错置者，不敢恣移易，仍循旧贯。

三、篇中文义垂戾不可读者，不妄改窜之。校照诸本，折衷取舍，盖亦存旧之义也。

四、要语要论，并字眼，加旁批以便记诵。

五、引用诸说，填古出处，字义文理，至天文、地理、制度、名物，各加细注，使童子易知焉。

六、私评接于本行间，恐溷原文也，加圆圈儿以分之。

七、如药品效功，载于附录以审之。

八、读此书者，勿眩气焰而错本义，勿执溢辞而攒条理。要须知吴氏善用长沙之方法，浑沌圆转，有形而无常形；纵横顺逆，无方而有定规，运用得妙而变化不穷矣。

阪五栋谨识

卷上

原 病

病疫之由，昔以为，《伤寒例》。非其时有其气，春应温而反大寒，夏应热而反大凉，秋应凉而反大热，冬应寒而反大温，得非时之气，长幼之病相似，以为疫。余论则不然。夫寒热温凉，乃四时之常，因风雨阴晴，稍为损益，假令秋热必多晴，春寒因多雨，较之亦天地之常事，未必多疫也。伤寒与中暑，感天地之常气，疫者感天地之疠气，在岁运有多寡，在方隅有厚薄，在四时有盛衰。此气之来，无论老少强弱，触之者即病，犹饮酒者多少皆醉。邪从口鼻而入王慈溪《明医杂著》。则其所客，内不在脏腑，外不在经络，舍于夹脊之内，去表不远，附近于胃，乃表里之分界，是为半表半里，即《针经》《素问·疟论》。所谓横连膜原是也。胃为十二经之海，十二经皆都会于胃，故胃气能敷布于十二经中，而荣养百骸，毫发之间，靡所不贯。凡邪在经为表，在胃为里，今邪在膜原者，正当经胃交关之所，故为半表半里。其热淫随其脉理而浸渍也。之气，浮越发也。于某经，即能显某经之证。如浮越于太阳，则有头项痛、腰痛如折；如浮越于阳明，则有目痛、眉棱骨痛、鼻干；如浮越于少阳，则有胁痛、耳聋、寒热、呕而口苦。大概观之，邪越太阳居多，阳明次之，少阳又其次也。邪之所着，有天受，有传染，所感虽殊，其病则一。凡人口鼻之气，通乎天气，本气充满，邪不易入；本气适逢亏欠，呼吸之间，外邪因而乘之。昔有三人，冒雾早行，《博物志》。空腹者死，饮酒者病，饱食者不病，疫邪所着，又何异耶？若其年气来之厉，不论强弱，正气消衰者，触之即病，则又不拘于此矣。其感之深者，中而即发；感之浅者，邪不胜正，未能顿发，或遇饥饱劳碌，忧思气怒，正气被伤，邪气始得张溢，营卫运行之机，乃为之阻，吾身之阳气，因而屈曲，故为热。其始也，格音隔。阳于内，不及于表，故先凛凛恶寒，甚则四肢厥冷。阳气渐积，郁极而通，则厥回而中外皆热。至是，但热而不恶寒者，因其阳气之通也。此际应有汗，或反无汗者，存乎邪结之轻重也。即使有汗，乃肌表之汗，若外感在经之邪，一汗而解。今邪在半表半里，表虽有汗，徒损真气，邪气深伏，何能得解，必俟其伏邪渐溃，表气潜行于内，乃作大战，精气自内胃中。由膜原以达表，振战止而复热，此时表里相通，故大汗淋漓，衣被湿透，邪从汗解，此名战汗。当即脉静身凉，神清气爽，划然而愈。然有自汗而解者，但出表为顺，即不药亦自愈也。伏邪未溃，所有之汗止，得卫气渐通，热亦暂减，逾时复热。午后潮热热之势，如潮之进退，故名。者，至是郁甚。阳气与时消息也，自后加热而不恶寒，阳气之积也。其恶寒或微或甚，因其人之阳气盛衰也；其发热，或久或不久，或昼夜纯热，或黎明稍减，因其感邪之轻重也。疫邪与疟仿佛疟不传胃，唯疫乃传胃。始则皆先凛凛恶寒，既而发热，又非若伤寒发热而兼恶寒也。至于伏邪动作，方有变证。其变或从外解，或从内陷。从外解者顺，从内陷者逆。更有表里先后不同，有先表而后里者，有先里而后表者，有但表而不里者，有但里而不表者，有表里偏胜者，有表里分传者，有表而再表者，有里而再里者。从外解者，或发斑，或战汗、狂汗、自汗、盗汗；从内陷者，胸膈痞闷，心下胀满，或腹中痛，或燥结便秘，或热结旁流，或协热下利，或呕吐、恶心、谵语、唇黄、舌黑、苔刺等症。因证而知变，因变而知治。此言其大略，详见脉证治法等条。

质按：伤寒、时疫，一病而二名也。医家名之伤寒，世俗呼之时疫，其实一已。其为病，感天地之疠气，沿门阖境相同，而流行传染者，固无论也。长沙《伤寒论·自序》曰："卒然遭邪风之气，婴非常之疾。"又曰："余宗族素多，向余二百。建宁纪年以来，犹未十稔，其死亡者，三分有二，伤寒十居其七。"若其不流行，不传染者，何为死者之甚多也。按，《后汉书·五行志》曰："自建宁四年至光和二年，相去仅九年，大疫三流行。"与仲景《自序》相应。由是观之，曰伤寒，曰时疫，一病而二名者，可得而知也。《素问·热论》曰："今夫热病者，皆伤寒之类也。"可知指疫曰伤寒，所从来古矣。王叔和作《伤寒例》，不知伤寒为热病之总司，徒泥其名义。求之四时之气，以伤冬时寒者，为伤寒；以感非时气者，为时行气。吴氏立说排之，"疫"上冒一"瘟"字，谓非伤寒者，亦非也。盖吴氏所谓"瘟疫"者，即长沙所谓"阳明病"也；吴氏所谓"疬气"者，即长沙所谓"邪风之气"也。按，《素问·疟论》曰："邪气内薄于五脏，横连膜原也。"又，王慈溪《明医杂著》曰："有一种天行瘟疫热病，多发春夏之间，沿门阖境相同者，此天地之疬气也。"又曰："春秋时月，人感山岚瘴雾毒气，发寒热，胸膈烦闷，不思饮食，此毒气从口鼻入内也。"吴氏盖本于此等说，举长沙温病之目，掇阳明内外之证，入炉锤，变面目，杂己独得之见，以著《瘟疫论》，明核详悉，殆无余蕴，使人不知其点化之痕。而主张口鼻、膜原之说者，盖亦不得已也。夫鼻从喉通于肺，口从咽达于胃，凡邪气从鼻而入，则当外在经，而汗之不解；从口而入，则当内在胃，而下之不愈。乃曰：从口鼻而入，伏于膜原，去表不远，附近于胃。独奈口鼻间，无别有一窍以通膜原，乃概言口鼻，以搪塞焉。盖以其初阳明外证，汗下共无益。故其立说如此，学者所不可不知也。

瘟疫初起

瘟疫初起，先憎寒而后发热，日后但热而无憎寒也。初得之二三日，其脉不浮不沉而数，昼夜发热，日晡益甚，头疼身痛。此时邪在夹脊之前，肠胃之后，虽有头疼身痛，此邪热浮越于经，不可认为伤寒表证，辄用麻黄、桂枝之类强发其汗，此邪不在经，汗之徒伤表气，热亦不减，又不可下，此邪不在里，下之徒伤胃气，其渴愈甚，宜达原饮。

达原饮

槟榔二钱　厚朴一钱　草果仁五分　知母一钱　芍药一钱　黄芩一钱　甘草五分

上用水二盅，煎八分，午后温服。

按：槟榔能消能磨，除伏邪，为疏利之药，又除岭南瘴气；厚朴破戾气所结；草果辛烈气雄，除伏邪盘踞。三味协力，直达其巢穴，使邪气溃败，速离膜原，是以为达原也。热伤津液，加知母以滋阴；热伤营气，加白芍以和血；黄芩清燥热之余；甘草为和中之用。以后四味，不过调和之剂，如渴与饮，非拔病之药也。凡疫邪，游溢诸经，当随经引用，以助升泄。升发也。如胁痛、耳聋、寒热、呕而口苦，此邪热溢于少阳经也，本方加柴胡一钱；如腰背项痛，此邪热溢于太阳经也，本方加羌活一钱；如目痛、眉棱骨痛、眼眶痛、鼻干不眠，此邪热溢于阳明经也，本方加干葛一钱。症有迟速轻重不等，药有多寡缓急之分，务在临时斟酌，所定分两，大略而已，不可执滞。间有感之轻者，舌上白苔亦薄，热亦不甚，而无数脉，其不传里者，一二剂自解。稍重者，必从汗解。如不能汗，乃邪气盘踞于膜原，内外隔绝，表气不能通于内，里气不能达于外，不可强汗。或加发散之药，便欲求汗，误用衣被壅遏，或将汤火熨蒸，甚非法也。此时无游溢之邪在经，三阳加法不必用，宜照本方可也。感之重者，舌上苔如积粉，满布无隙，服汤后不从汗解，而从内陷者，舌根先黄，渐至中央，邪渐入胃，此三消饮证。若脉长洪而数，大汗多渴，此邪气适离膜原，欲表未表，此白虎汤证。如舌上纯黄色，兼之里证，为邪已入胃，此又承气证也。有二三日即溃而离膜原者，有半月、十数日不传者，有初得之四五日淹淹，五六日后陡然势张者。凡元气胜者毒易传化，元气薄者邪不易化，即不易传。设遇他病久亏，适又微疫，能感不能化，安望其传？不传则邪不去，邪不去则病不疗，延缠日久，愈沉愈伏，多致不起，时师误认怯证，日进参、芪，愈壅愈固，不死不休也。

　　质按，《伤寒论·太阳上篇》第六章云："太阳病发热而渴，不恶寒者，名温病。"又，《阳明篇》第四章云："阳明病外证云何？答云：身热汗自出，不恶寒，反恶热也。又问：病有得之一日，不发热而恶寒者，何也？答云：虽得之一日恶寒，将自罢，即自汗出而恶热也。"吴氏乃取义而易文，为瘟疫初起之证，曰先憎寒而后发热，曰后但热而无憎寒也。由此观之，可知为阳明外证也。又曰："下之徒伤胃气，其渴愈甚。"夫愈之为言逾也，其初虽不曰渴，有渴可知也。

传变不常

　　疫邪为病，有从战汗而解者；有从自汗、盗汗、狂汗而解者；有无汗竟传入胃者；有自汗淋漓，热、渴反甚，终得战汗方解者；有胃气壅郁，必用下乃得战汗而解者；有表以汗解，里有余邪，不因他故，越三五日前证复发者；有发黄因下而愈者；有发黄因下而斑出者；有竟从发斑而愈者；有里证急，虽有斑，非下不愈者。此虽传变不常，亦疫之常变也。有局外之变者，男子适逢淫欲，或向来下元肾、命门。空虚，邪热乘虚陷于下焦，气道不施，以致小便闭塞，小腹胀满，每至夜即发热，以导赤散、五苓、五皮之类，分毫不效，得大承气一服，小便如注而愈者。或素有他病，一隅之亏，邪乘宿昔所损而传者，如失血、崩带、经水适来适断、心痛、疝气、痰火喘急，凡此皆非常变。大抵邪行如水，唯注者受之。传变不常，皆因人而使。盖因疫而发旧病，治法无论某经某病，但治其疫，而旧病自愈。

　　质按：吴氏以建言者，其旨与长沙异。长沙举伤寒，而括阴阳二证，建六经而标病位。所谓"传"者，谓自经传经也，故有合病、并病之名焉。吴氏所论专主阳明，故分病位为三部，曰表、曰里、曰中。盖以经为表，以胃为里，以膜原为中。曰邪气伏于膜原，自此而传于表里也。故传于表者，邪发于肌表也；传于里者，邪陷于肠胃也。此其所以与长沙异也。又，曰化、曰溃者，邪毒已败坏，由元气振荡之势，欲向表里诸窍而分离也。又，曰热淫之气，浮越某经者，长沙所谓合病、并病也。或言异而义同，或言同而义异。至如特举太阳麻黄之证，指之为伤寒，曰伤寒与瘟疫别途，最为甚矣，学者不可不辨也。

急证急攻

　　瘟疫发热一二日，舌上白苔如积粉。早服达原饮一剂，午前舌变黄色，随现胸膈满痛，大渴烦躁，此伏邪即溃，邪毒传胃也。前方加大黄下之，烦渴少减，热去六七。午后复加烦躁发热，通舌变黑生刺，鼻如煤烟，此邪毒最重，复瘀到胃，急投大承气汤。傍晚大下，至夜半热退，次早鼻黑、苔刺如失。此一日之间，而有三变，数日之法，一日行之。因其毒甚，传变亦速，用药不得不紧。设此证不服药或投缓剂，羁迟二三日必死。设不死，服药亦无及矣。尝见瘟疫二三日即毙者，乃其类也。

表里分传

瘟疫舌上白苔者，邪在膜原也。舌根渐黄至中央，乃邪渐入胃。设有三阳现证，用达原饮三阳加法。因有里证，复加大黄，名三消饮。三消者，消内、消外、消不内外也。此治疫之全剂，以毒邪表里分传，膜原尚有余结者宜之。

三消饮

槟榔　草果　厚朴　芍药　甘草　知母　黄芩大黄　葛根　羌活　柴胡

姜、枣煎服。

热邪散漫

瘟疫脉长洪而数，大渴复大汗，通身发热，宜白

— 91 —

虎汤。

白虎汤

石膏一两　　知母五钱　　甘草五钱　　炒米一撮

加姜煎服。

按：白虎汤辛凉发散之剂，清肃肌表气分药也。盖毒邪已溃，中结渐开，邪气分离膜原，尚未出表，然内外之气已通，故多汗、脉长洪而数。白虎辛凉解散，服之或战汗，或自汗而解。若瘟疫初起，脉虽数未至洪大，其时邪气盘踞于膜原，宜达原饮。误用白虎，既无破结之能，但求清热，是犹扬汤止沸也。若邪已入胃，非承气不愈。误用白虎，既无逐邪之能，徒以刚悍而伐胃气，反抑邪毒，致脉不行，因而细小。又，认阳证得阴脉，妄言不治，医见脉微欲绝，益不敢议下，日唯杂进寒凉，以为稳当，愈投愈危，至死无悔。此当急投承气缓缓下之，六脉自复。

质按：白虎辛凉消热，固非发散之剂。得之而汗者，以折其伏热也。盖药投于其机，而营卫运行得宜，正气鼓散其邪也。犹于柴胡、承气之战汗，柴胡、承气，岂发散之剂乎哉？学者当思焉。长沙曰"服桂枝汤，大汗出后，大烦渴不解，脉洪大者"，又曰"太阳病，若吐、若下后，七八日不解，热结在里，表里俱热，时时恶风，大渴，舌上干燥而烦，欲饮水数升者"，又曰"伤寒无大热，口燥渴，心烦，背微恶寒者"，又曰："伤寒脉浮，发热无汗，其表不解者，不可与白虎汤。渴欲饮水，无表证者"，又曰"若渴欲饮水，口干舌燥者"，可见表证不解者及胃实者，虽有烦渴，并非白虎证也。

内壅不汗

邪发于半表半里，一定之法也。至于传变，或出表，或入里，或表里分传。医见有表复有里，乃引经论，先解其表，乃攻其里。此大谬也。尝见以大剂麻黄连进，一毫无汗，转见烦躁者何耶？盖发汗之理，自内以达表。今里气结滞，阳气不能敷布于外，即四肢未免厥逆，又安能气液蒸蒸以达表？譬如缚足之鸟，乃欲飞升，其可得乎？盖鸟之将飞，其身必伏，先足纵而后扬翅，方得升举，此与战汗之义同。又，如水注，闭其后窍，则前窍不能涓滴，与发汗之义同。凡见表里分传之证，务宜承气先通其里，里气一通，不待发散，多有自能汗解。

质曰：吴氏欲斥经论而张己说，然己曰内壅不汗，则所谓表证，岂太阳之证耶？所谓发汗，岂肌表之汗耶？若果为太阳证，下之甚非法，虽吴氏亦必不下也。学者当思之。

— 93 —

下后脉浮

里证下后，脉浮而微数，身微热，神思或不爽，此邪热浮于肌表，里无壅滞也，虽无汗，宜白虎汤，邪从汗解。若大下后，或数下后，脉空浮而数，按之豁然如无，宜白虎汤加人参①，覆杯《灵枢·邪客篇》："覆杯则卧，汗出则已矣。"则汗解。下后脉浮而数，原当汗解，迁延五六日，脉证不改，仍不得汗者，以其人或自利经久，或素有他病先亏，或本病本者，此也，犹本月、本年之本也。日久不痊，或反复数下，以致周身血液枯涸，故不得汗。白虎辛凉除肌表散漫之热邪，加人参以助周身之血液，于是经络润泽，元气鼓舞，腠里开发，故得汗解。

质曰：血液枯涸不得汗者，岂可概与白虎加人参乎？甚哉！吴氏之偏见也。

下后脉复沉

里证脉沉而数，下后脉浮者，当得汗解。今不得

---

① 邪从汗解。若大下后，或数下后，脉空浮而数，按之豁然如无，宜白虎汤加人参：原书无，据《瘟疫论》补。

汗，后二三日脉复沉者，膜原余邪复瘀到胃也，宜更下之。更下后，脉再浮者，仍当汗解，宜白虎汤。

邪气复聚

里证下后，脉不浮，烦渴减，身热退，越四五日复发热者，此非关饮食劳复，乃膜原尚有余邪隐匿，因而复发。此必然之理，不知者每每归咎于病人，误也。宜再下之即愈。但当少与，慎勿过剂，以邪气微也。

下后身反热

应下之证，下后当脉静身凉，今反发热者，此内结开，正气通，郁阳暴伸也。即如炉中伏火，拨开虽焰，不久自息，此与"下后脉反数"义同。若瘟疫将发，原当日渐加热，此时胃尚无邪，误用承气，更加发热，实非承气使然，乃邪气方张，分内之势也。但嫌下早之误，徒伤胃气耳。日后传胃，再当下之。又，有药烦者，与此悬绝。详载本条。

下后脉反数

应下失下，口燥舌干而渴，身反热减，四肢时厥，欲得近火壅被，此阳气伏也。既下厥回，去炉减被，脉大而加数，舌上生津，不思水饮，此里邪去，郁阳暴伸也，宜柴胡清燥汤去花粉、知母，加葛根，随其势而升泄之。此证类近白虎，但热渴即除，又非白虎所宜也。

因证数攻

瘟疫下后二三日，或一二日，舌上复生苔刺，邪未尽也。再下之，苔刺虽未去，而锋芒宜已软，然热渴未除，更下之，热渴减，苔刺脱，日后更复热，又生苔刺，更宜下之。余里周因之者，患疫月余，苔刺凡三换，计服大黄二十两，始得热不复作，其余脉证方退也。所以凡下不以数计，有是证则投是药，医家见理不透，经历未到，中道生疑，往往遇此证，反致耽搁。但其中有间日一下者，有应连下三四日者，有应连下二日间一日者，其中宽缓之间，有应用柴胡清燥汤者，有应用犀角地黄汤者。至投承气，某日应多与，某日应少与，其间不能得法，亦足以误事。此非可以言传，贵乎临时斟酌。

朱海畴者，年四十五岁，患疫得下证，四肢不举，身卧如塑束土象人也。目闭口张，舌上苔刺，问其所苦不能答。因问其子："两三日所服何药？"云："进承气汤三剂，每剂投大黄两许不效，更无他策，唯待日而已，但不忍坐视，更祈一诊。"余诊得脉尚有神，下证悉具，药浅病深也。先投大黄一两五钱，目有时而小动，再投，舌刺无芒，口渐开能言。三剂舌苔少去，神思稍爽。四日服柴胡清燥汤，五日复生芒刺，烦热又加，再下之。七日又投承气养荣汤，热少退。八日仍用大承气，肢体自能少动。计半月，共服大黄十二两而愈。又数日，始进糜粥，调理两月平复。凡治千人，所遇此等不过三四人而已，姑存案以备参酌耳。

病愈结存

瘟疫下后，脉证俱平，腹中有块，必在少腹左边。按之则疼，自觉有所阻而膨闷，或时有升降之气，往来不利，常作蛙声，此邪气已尽，其宿结宿昔结粪。尚未除也，此不可攻。攻之徒损元气，气虚益不能传送，终无补于治结，须饮食渐进，胃气稍复，津液流通，自能润下也。尝遇病愈后食粥半月，结块方下，坚黑如石。

下　格

格，音隔，言下部阻隔不通也。

瘟疫愈后，脉证俱平，大便二三旬不行，时时作呕，饮食不进，虽少与汤水，呕吐愈加，此为下格。盖下既不通，必返于上。设误认反胃，乃与牛黄、狗宝，及误作寒气，藿香、丁香、二陈之类，误也。宜调胃承气热服，顿下宿结及溏粪、黏胶恶物，臭不可挡者，呕吐立止。所谓欲求南风，须开北窗是也。呕止慎勿骤补，若少与参、芪，则下焦复闭，呕吐仍作也。此与病愈结存仿佛，彼则妙在往来蛙声一证，故不呕而能食。可见毫厘之差，遂有千里之异。按：二者大便俱闭，脉静身凉，一安一危者，在乎气通、气塞之间而已矣。

注意逐邪勿拘结粪

瘟疫可下者，三十余证，不必悉具，但见舌黄、心腹痞满，便于达原饮加大黄下之。设邪在膜原者，已有行动之机，欲离未离之际，得大黄促之而下，实为开门祛贼之法，即使未愈，邪亦不能久羁。二三日后，余邪入胃，仍用小承气彻其余毒。大凡客邪贵乎早逐，乘病人气血未乱，肌肉未消，津液未耗，病人未至危殆，投剂不致掣肘，见《家语·屈节篇》。愈后亦易平复。欲为万全之策者，不过知邪之所在，早拔去病根为要耳。但要谅人之虚实，度邪之轻重，察病之缓急，揣邪气离膜原之多寡，然后药不空投，投药无太过、不及之弊。是以仲景自大柴胡以下，立三承气，多与少与，自有轻重之殊。勿拘于下不厌迟之说，应下之证，见下无结粪，以为下之早，或以为不应下之证，误投下药，殊不知承气本为逐邪而设，非专为结粪而设也。必俟其粪结，血液为热所搏，变证迭起，是犹养虎遗患，《史记·项羽本纪》。医之咎也。况多有溏粪失下，但蒸作极臭如败酱，或如藕泥，临死不结者，但得秽恶一去，邪毒从此而消，脉证从此而退，岂徒孜孜粪结而后行哉！假令经枯血燥之人，或老人血液衰少，多生燥结；或病后血气未复，亦多燥结。在经所谓"不更衣十日无所苦"，有何妨害？是知燥结不致损人，邪毒之为损命也。要知因邪热致燥结，非燥结而致邪热也。但有病久失下，燥结为之壅闭，瘀邪郁热，益难得泄，结粪一行，气通而邪热乃泄，此又前后之不同。总之邪为本，热为标，结粪又其标也。能早祛其邪，安患燥结也？假令滞下，痢也，本无结粪，初起质实，频数窘急后重也。者，宜芍药汤加大黄下之。此岂亦因结粪而然耶？乃为逐邪而设也。或曰："得毋为积滞而设与？"余曰："非也。邪气客于下焦，气血壅滞，泣泣，音丘，与"涩"通，血凝不消也。《素问》云："寒气客于背俞之脉，则血脉泣"。而为积，若去积以为治，已成之积方去，未成之积复生，须用大黄逐去其邪，是乃断其生积之原，营卫流通，其积不治而自愈矣。更有虚痢，又非此论。"或问："脉证相同，其粪有结有不结者，何也?"曰："原其人病至大便当即不行，续得蕴积也。热，益难得出，蒸而为结也。一者，其人平素大便不实，虽胃家热甚，但蒸作极臭，状如黏胶，至死不结。应下之证，设引经论'初硬后必溏，不可攻之'句，诚为千古之弊。"

大承气汤

大黄五钱　厚朴一钱　枳实一钱　芒硝三钱

水、姜煎服，弱人减半，邪微者各复减半。

小承气汤

大黄五钱　厚朴一钱　枳实一钱

水、姜煎服。

调胃承气汤

大黄五钱　芒硝二钱五分　甘草一钱

水、姜煎服。

按：三承气汤功用仿佛。热邪传里，但上焦痞满者，宜小承气汤。中有坚结者，加芒硝软坚而润燥，病久失下，虽无结粪，然多黏腻极臭恶物，得芒硝则大黄有荡涤之能。设无痞满，唯存宿结，而有瘀热者，调胃承气宜之。三承气功效俱在大黄，余皆治标之品也。不耐汤药者，或呕或畏，当为细末，蜜丸汤下。

质按：吴氏所尤长，在用三承气，而其说功用甚粗。今审其分量，较之原方，大有不同，且不审水率煮法及服量，但曰：水、姜煎服。方中如芒硝，若与诸药同煮，其效大减，故古方皆汤成之后细之，更上火，微沸令消，服之。吴氏则齐煮之。然则所谓三承气者，增损长沙之方，所自定者，宜哉。其说不精也。既曰：证有迟速、轻重不等，药有多寡、缓急之分，所定分两大略而已，务在临时斟酌。此乃随意取舍增损，虽示运用之妙，亦似无纪律者。

蓄 血

小便蓄血、便血，不论伤寒时疫，盖因先下。邪热久羁，无由以泄，血为热搏，留于经络，败为紫血，溢于肠胃，腐为黑血，便色如漆，大便反易者，虽结粪得瘀瘀血也。而润下。长沙曰："阳明证其人喜忘者，必有蓄血。屎虽硬，大便反易，其色必黑。"结粪虽行，真元已败，多至危殆。其有喜笑如狂者，此胃热波及于血分。血乃心之属，血中留火，延蔓心家，故有是症矣，仍从胃治。发黄一症，胃实失下，表里壅闭，郁而为黄，热更不泄，搏血为瘀。凡热，经气不郁，不致发黄。热不于血分，不致蓄血。同受其邪，经与血分，同受其邪也。故发黄而兼蓄血，非蓄血而致发黄也，但蓄血一行，热随血泄，黄随泄减。尝见发黄者原无瘀血，有瘀血者原不发黄。所以发黄当咎在经瘀热，若专治瘀血，误也。胃移热于下焦气分，小便不利，热结膀胱也；移热于下焦血分，膀胱蓄血也。小腹硬满，疑其小便不利，今小便自利者，责之蓄血也。然小便不利，亦有蓄血者，非小便自利，便为蓄血也。胃实失下，至夜发热者，热留血分，更加失下，必致瘀血。初则昼夜发热，日晡益甚，即投承气，昼日热减，至夜独热者，瘀血未行也，宜桃仁承气汤。服汤后，热除为愈，或热时前后缩短，再服再短，蓄血尽而热亦尽。大势已去，亡血过多，余焰尚存者，宜犀角地黄汤调之。至夜发热，亦有瘅疟，有热入血室，皆非蓄血，并未可下，宜审。

质按：《伤寒论·太阳中篇》举蓄血兼发黄者，以小便利与不利，辨抵当、茵陈二方之证。今此篇亦举发黄者，明蓄血与发黄病由各异，以发长沙余蕴也。夫小腹即膀胱部，故小便不利者，小腹必硬满。今小便自利，故责之蓄血也。然蓄血之证，在一七、二七者，元气仍支持，或为可治。越三七者，真元已败，膀胱麻痹，不尿闭则必遗矢，为难治矣。故吴氏曰："小便不利，亦有蓄血者，非小便自利，便为蓄血也。盖亦审其概矣也。"

桃仁承气汤

大黄四钱　芒硝二钱　桃仁十八粒　当归二钱　芍

药二钱　丹皮二钱

　　照常煎服。

　　质按：原方有桂枝、甘草，无当归、芍药、丹皮。吴氏泥于太阳随经之语，且嫌桂枝之辛热，故增损之。

犀角地黄汤

　　地黄一两　　白芍三钱　　丹皮二钱　　犀角二钱，研碎

　　上先将地黄温水润透，铜刀切作片，石臼内捣烂，再加水如糊，绞汁听用。其滓入药同煎，药成去滓，入前汁合用。

　　按：伤寒太阳病不解，从经传腑，热结膀胱，其人如狂，血自下者愈。血结不行者，宜抵当汤。今瘟疫初无表证，而唯胃实，故肠胃蓄血多，膀胱蓄血少。然抵当汤行瘀逐蓄之最者，无分前后二便，并可取用。然蓄血结甚者，在桃仁力所不及，宜抵当汤。盖非大毒猛厉之剂，不足以抵当，故名之。然抵当证，所遇亦少，此以备万一之用。

抵当汤

　　大黄五钱　　虻虫二十枚，炙干，研末　　桃仁五钱，研如泥　　水蛭炙干为末，五分

　　照常煎服。

　　质曰：长沙审于脉与证，略于脏腑、经络。故病在里者，不必谓在某脏、某腑，单谓脏、谓里、谓内也；其在表者，亦不必谓在某经、某腧，单谓经、谓

表、谓外也。如曰内寒外热，救里攻表，在经动经，胸中腹中，脏寒脏燥，脏无他病。为热入血室，为热结膀胱，为蛔上而入膈、心下有水气、寒结胞门之类，可以观也。今小腹急结，若硬满者。小腹即膀胱之部，盖膀胱之腑，主足太阳经，故谓热随经入腑耳。吴氏拘泥其辞，以为区区说，谓抵当、桃仁之证。膀胱实有蓄血者，不亦迂也哉。

发　黄

黄疸是腑病，非经病也。瘟邪传里，遗热下焦，小便不利，邪无输泄，经气郁滞，其传为疸。身目如金者，宜茵陈汤。

茵陈汤

茵陈一钱　山栀二钱　大黄五钱

水、姜煎服。

按：茵陈为治疸退黄之专药，今以病证较之，黄因小便不利，故用山栀除小肠屈曲之火，瘀热既除，小便自利。当以发黄为标，小便不利为本。及论小便不利，病原不在膀胱，乃系胃家移热，又当以小便不利为标，胃实为本。是以大黄为专功，山栀次之，茵陈又其次也。设去大黄而服山栀、茵陈，是忘本治标，鲜有效矣。或用茵陈五苓，不唯不能退黄，小便间亦难利。

质曰：发黄之论，既审于《蓄血篇》，故在此甚略之。专说茵陈之方意，审证之标本，以分品味之甲乙，亦何等捷径。

邪在胸膈

瘟疫胸膈满闷，心烦喜呕，欲吐不吐，虽吐而不得大吐，腹不满，欲饮不能饮，欲食不能食，此疫邪留于胸膈，宜瓜蒂散吐之。

瓜蒂散

瓜蒂二分五厘　赤豆二分五厘

上细末，以淡豆豉二钱，用水二合，煎取一合，去滓，以药末搅之，顿服。温覆须臾，不吐更服，吐之未尽，烦满尚存者与盐汤，探而吐之。

质曰：凡吐方，必兼汗、下。其法：服药之后，更饮温汤数瓯，须温覆，俟温温欲吐，使病者端坐，以纸捻若羽翮之类探而吐之。不吐者，复进温汤而探之。仍不吐者，使之起立，旋转循环徐步，须臾必吐。以吐黄色苦辣液为度；吐过不止者，与冷水一碗；不吐尽者，与盐汤而探之，须百方吐之。失期不吐，必下利，竟亦无益也。

辨明伤寒时疫

或曰："子言伤寒与时疫有霄壤之隔，今用三承气及桃仁承气、抵当、茵陈诸汤，皆伤寒方也，即用其方，必同其证，子何言之异也？"曰："夫伤寒必有感冒之因，或单衣风露，《大成论·头痛门》云："新沐之后，当风露卧。"或强力入水，或临风脱衣，或当檐出浴，随觉肌肤粟起，既而四肢拘急，恶风、恶寒，然后头疼身痛，发热恶寒，脉浮而数。脉紧无汗为伤寒，脉缓有汗为伤风。至于时疫初起，原无感冒之因，忽觉凛凛，以后但热不恶寒，然亦有所触因而发者，或饥饱劳碌，或焦思气郁，皆触动其邪，是促其发也。但不因所触无故自发者居多，促而发者，十中之一二耳。且伤寒之邪自毫窍而入，时疫之邪自口鼻而入。伤寒感而即发，时疫多感久而后发。伤寒感邪在经，以经传经；时疫感邪在内，内溢于经，经不自传。伤寒感发甚暴，时疫多淹缠二三日，或渐加重，或淹缠五六日，忽然加重。伤寒初起，以发表为先；时疫初起，以疏利为主。伤寒投剂得汗而解，时疫发散虽汗不解。伤寒投剂可使立汗，时疫汗解俟其内溃，汗出自然，不可以期。伤寒解以发汗，时疫解以战汗。伤寒汗解在前，时疫汗解在后。伤寒发斑则病解，时疫发斑则病衰。伤寒不传染，时疫能传染。各自不同。其所同者，伤寒、时疫皆能传胃，至是同归于一。故皆用承气汤辈，导邪而出。要之，伤寒、时疫，始异而终同也。夫伤寒之邪，自肌表一径传里，如浮云之过太虚，原无根蒂，唯其传法，始终有进而无退，故下后皆能脱然而愈。时疫之邪，始则匿于膜原，根深蒂固，发时与营卫交并，客邪经由之处，营卫未有不被其所伤者。因其伤，故名曰溃，然不溃则不能传，不传则邪不得出，邪不出则疾不疗。然时疫下后，多有未能顿解者何耶？盖疫邪每有表里分传者，因有一半向外传则邪留于肌肉，一半向内传则邪留于胃家。邪留于胃，故里气结滞，里气结，表气因而不通，于是肌肉之邪，不能即达于肌表，下后里气一通，表气亦顺，郁于肌肉之邪，方能尽达于肌表，或斑、或汗，然后脱然而愈。伤寒下后，无有此法。虽曰终同，及细较之，而终又有不同者矣。"或曰："伤寒感天地之正气，瘟疫感天地之戾气，气既不同，俱用承气，又何药之相同也？"曰："风寒疫邪，与吾身之真气，势不两立，一有所着，则气壅火炽。气也、火也、邪也，三者混一，与之俱化，失其本然之面目，至是均为邪矣，但以驱逐为功，何论邪之同异也。譬初得伤寒为阴邪，主闭藏而无汗，伤风为阳邪，开发而多汗，始有桂枝、麻黄之分，原其感而未化也。传至少阳并用柴胡，传至胃家并用承气，至是亦无复有风寒之分矣。推而广之，是知疫邪传胃，治法无异。"

质按，长沙《自序》曰："卒然遭邪风之气，婴非常之疾。"未尝谓四时之气也。而至论其病，则曰：脉证如此者，名为中风，名为伤寒。其论病由，不过如此。"名为"二字，可以观也。叔和泥于伤寒之名义，求之四时之气。吴氏亦由其说，曰："伤寒感天地之正气，瘟疫感天地之戾气。"今复曰"伤寒必有感冒之因"，或"单衣风露"，云云。其果如此，冬时之寒，亦为邪风气乎？邪风之气，岂可谓之正气耶？富贵之人，焉有触此因者？不知伤寒，特为贫贱之病乎？不通之论也。且曰"伤寒必有感冒之因，时疫原无感冒之因""伤寒感而即发，其发甚暴；时疫感久而后发"。既曰"时疫无感冒之因"，来而不觉，感而不和，试问何由知其自口鼻而入，感久而后发乎？若论受邪之原由，则不过以理推之，于伤寒亦如此，不特瘟疫也。又曰："伤寒感邪在经，瘟疫感邪在内。"又曰："伤寒投剂可使立汗，瘟疫汗解，俟其内溃，汗出自然，不可以期。"盖吴氏所谓伤寒者，即太阳麻黄之证，故发汗而愈者多。若夫瘟疫初起，固为阳明外证，故桂、麻之类，发之不愈，传入于胃者多，其理当然也。然伤寒有发汗不解遂入于胃者，瘟疫有发汗而愈者，故达原饮方后曰："其不传里者，一二剂自解；稍重者，必从汗解。"又曰："但出表为顺。"又曰："大概观之，邪越太阳许多，阳明次之，少阳又其次也。"可见其初宜解表，俟邪气传胃而下之。但是阳明外证，不宜桂、麻之类。此乃其所以苦心制达原饮也。若曰"必无表证"，则三阳加法何为而设之也？既曰"伤寒汗解在前，瘟疫汗解在后"，而其初有外证者，必以三阳加法，在后多用白虎，白虎岂发汗药乎哉？此所谓汗出自然者，犹伤寒柴胡证；战汗而解者，与桂、麻之汗解，不可同日而论矣。盖长沙之法，先解表后攻里，俟邪毒尽传于胃，而后下之，故得一剿而尽焉。吴氏则不然，见仅入于胃，辄直下之，故已传之邪去，而未传之邪复聚，竟有至再下、三下，或屡下者，此锐于战而不能俟机会者也。

发斑、战汗合论

凡疫邪留于气分，解以战汗；留于血分，解以发斑。气属阳而轻清，血属阴而重浊。是以邪在气分则易疏透，邪在血分恒多胶滞。阳主速而阴主迟也，所以从战汗者，可使顿解；从发斑者，当图渐愈。

质曰：夫邪无常形，由着处而现证，犹水之由地而变形也。邪酷则搏血，血败则为斑疹，病亦为重也，故发斑愈早，则其病愈重，是其所以难疗也。吴氏由气血而论汗与斑，以阴阳清浊，判分离迟速。盖又汉人气习矣，其实未必如此也。

战 汗

瘟疫伏邪中溃，忽得战汗，邪气输泄，当即脉静身凉，烦渴顿除。若至三五日后，阳气渐积，不待饮食劳碌，而有反复者，盖一半已解表，一半复传里也，下之即解。疫邪表里分传，里气壅闭，非汗、下不可。汗、下之未尽，日后复热，当复下、复汗。瘟疫下后，烦渴减，腹满去，或思饮食而知味，里气和也。倘身热未除，脉近浮，此邪气怫郁于经，表未解也，当得汗解；如未得汗，以柴胡清燥汤和之；复不得汗者，从渐解也，勿强发其汗。应下失下，气消血耗，即下欲作战汗，但战而不汗者危。以中气亏微，但能降陷，不能升发也。次日当期复战，厥回汗出者生，厥不回汗不出者死，以正气脱，不胜邪也。战而厥回无汗者，真阳尚在，津液枯涸也，可使渐愈。战而不复，忽痉者必死。痉者身如尸，牙关紧，目上视。凡战不可扰动，但可温覆，扰动则战而中止，次日当期复战。战汗后、复下后，越二三日反腹痛不止者，欲作滞下也，无论已见积、未见积，宜芍药汤。

芍药汤

芍药一钱　当归一钱　槟榔二钱　厚朴一钱　甘草七分

水、姜煎服。里急后重，加大黄三钱；红积倍芍药，白积倍槟榔。

自 汗

自汗者，不因发散，自然汗出也。伏邪中溃，气通得汗，邪欲去也。若脉长洪而数，身热大渴，宜白虎汤，得战汗方解。若里证下后，续得自汗，二三日不止，甚则四五日不止，身微热，热甚则汗甚，热微汗亦微，此属实，乃表有留邪也，邪尽汗止。汗不止者，宜柴胡以佐之，表解则汗止。设有三阳经证，当用达原饮三阳加法，与协热下利投承气同义。表里虽殊，其理则一。若误认为表虚自汗，辄用黄芪实表及止汗之剂，则误矣。有里证，时当盛暑，多作自汗，宜下之。白虎证自汗详见前。若面无神色，唇口刮白，表里无阳证，喜热饮，稍冷则畏，脉微欲绝，忽得自汗，淡而无味者为虚脱，夜发则昼死，昼发则夜亡，急当峻补，补不及者死。大病愈后数日，每饮食及惊动即汗，此表里虚怯，宜人参养荣汤倍黄芪。

盗　汗

质曰：盗汗古谓之寝汗，后世名之盗汗，盖取于盗乘于人之不知义也。

里证下后，续得盗汗者，表有微邪也。若邪甚竟作自汗，伏邪中溃，则作战汗矣。凡人目张则卫气行于阳，目暝则卫气行于阴，行阳谓升发于表，行阴谓敛降于内。今内有伏热，而又遇卫气，两阳相搏，热蒸于外，则腠理开而盗汗出矣。若内伏之邪一尽，则盗汗自止，设不止者，宜柴胡汤以佐之。时疫愈后，脉静身凉，数日后反得盗汗及自汗者，此属表虚，宜黄芪汤。

柴胡汤

柴胡三钱　黄芩一钱　陈皮一钱　甘草一钱　生姜一钱　大枣二枚

古方用人参、半夏，今表里实，故不用人参。无呕吐，不加半夏。

黄芪汤

黄芪三钱　五味子五分　当归一钱　白术一钱　甘草五分

照常煎服。如汗未止，加麻黄净根一钱五分，无有不止者。然属实常多，属虚常少，邪气盛为实，正气夺为虚。虚实之分，在乎有热无热，有热为实，无热为虚。若颠倒误用，未免实实虚虚之误，临证当慎。

质曰：以热之有无，辨证之虚实，恐未尽也。

狂　汗

狂汗者，伏邪中溃，欲作汗解，因其人禀赋充盛，阳气冲击，不能顿开，故忽然坐卧不安，且狂且躁，少顷大汗淋漓，狂躁顿止，脉静身凉，霍然而愈。

发　斑

邪留血分，里气壅闭，则伏邪不得外透而为斑。若下之，内壅一通，则卫气亦从而疏畅，或出表为斑，则毒邪亦从而外解矣。若下后斑渐出，不可更大下。设有下证，少与承气缓缓下之。若复大下，中气不振，斑毒内陷则危，宜托里举斑汤。

托里举斑汤

芍药　当归各一钱　升麻五分　白芷　柴胡各七分穿山甲二钱，涂黄土泥，炒黄，去土为粗末

水、姜煎服。下后斑渐出，复大下，斑毒复隐，反加循衣摸床、撮空理线、脉渐微者危，本方加人参一钱，补不及者死。若未下而先发斑者，设有下证，

少与承气，须从缓下。

质曰：此篇承发斑、战汗论而起，宜与彼篇照见。

数下亡阴

下证以邪未尽，不得已而数下之，间有两目加涩，舌反枯干，津不到咽，唇口燥裂，缘其人所禀阳脏，素多火而阴亏，今重亡津液，宜清燥养荣汤。设热渴未除，里证仍在，宜承气养荣汤。

质曰：此证当从缓缓治之，若欲速除其邪，则邪尽而人毙。

解后宜养阴，忌投参、术

夫疫乃热病也，邪气内郁，阳气不得宣布，积阳为火，阴血每为热搏。暴解之后，余焰尚在，阴血未复，大忌参、芪、白术，得之反助其壅郁，余邪留伏，不唯目下淹缠，日后必变生异证。或周身痛痹，或四肢挛急，或流火结痰，或遍身疮疡，或两腿钻痛，或劳嗽涌痰，或气毒流注，或痰核穿漏，皆骤补之为害也。凡有阴枯血燥者，宜清燥养荣汤。若素多痰，及少年平时肥盛者，投之恐有腻膈之弊，亦宜斟酌。大抵时疫愈后，调理之剂，投之不当，莫如静养、节饮食为第一。

质曰：下后阳脱者，间又有姜、附证，况于参、术乎？要在审其证，不可偏执也。若谓热病不可温药，伤寒亦不可温药乎？不通之论也。盖吴氏所谓瘟疫者，即为阳明病，故温药之证稀耳。然至于血液已被热搏，更经汗下，阴阳亡夺者，仍以参、芪为戒，岂其不偏见耶？

清燥养荣汤

知母　天花粉　当归身　芍药　地黄　陈皮甘草

加灯芯煎服。表有余热，宜柴胡养荣汤。

柴胡养荣汤

柴胡　黄芩　陈皮　甘草　当归　芍药　生地知母　天花粉

姜、枣煎服。里证未尽，宜承气养荣汤。

承气养荣汤

知母　当归　芍药　生地　大黄　枳实　厚朴

水、姜煎服。痰涎涌甚，胸膈不清者，宜楼贝养荣汤。

楼贝养荣汤

知母　花粉　贝母　栝楼实　橘红　芍药　当归紫苏子

水、姜煎服。

用参宜忌有前利、后害之不同

凡人参所忌者里证耳。邪在表及半表半里者，投之不妨。表有客邪者，古方如参苏饮、小柴胡汤、败毒散是也。半表半里者，如久疟挟虚，用补中益气，不但无碍，而且得效。即使暴疟，邪气正盛，投之不当，亦不至胀，为无里证也。夫里证者，不特伤寒、瘟疫传胃，至如杂证、气郁、血郁、火郁、湿郁、痰郁、食郁之类，皆为里证，投之即胀者，盖以实填实也。今瘟疫下后，适有暂时之通，即投人参，因而不胀，医者、病者以为用参之后虽不见佳处，然不为祸，便为是福，乃恣意投之。殊不知参乃行血里之补药，下后虽通，余邪尚在，再四服之，则助邪填实，前证复炽，祸害随至矣。间有失下以致气血虚耗者，有因邪盛数下，乃大下而挟虚者，遂投人参，当觉精神爽慧，医者、病者皆以为得意，明后日再三投之，即加变证。盖方下后始则胃家乍虚，沾其补益而快，殊弗思余邪未尽，恣意投之，则渐加壅闭，邪火复炽，愈投而变证愈增矣。故前后利害之不同者有如此。

质曰：此篇宜与"乘除"之论照见，乃知吴氏之精细。又曰：时疫与疟，共有表里之证，证候虽相似，其病迥异。故时疫若失治，有顷刻而死者。疟疾虽失治，不死，且有不药亦自愈者，不可同日而论也。

下后间服缓剂

下后或数下，膜原尚有余邪未尽传胃，邪热与卫气相并，故热不能顿除，当宽缓两日，俟余邪聚胃，再下之，宜柴胡清燥汤缓剂调理。

柴胡清燥汤

柴胡　黄芩　陈皮　甘草　花粉　知母

姜、枣煎服。

下后反痞

疫邪留于心胸，令人痞满，下之痞应去，今反痞者，虚也。以其人或因他病先亏，或因新产后气血两虚，或禀赋娇怯，因下益虚，失其健运，客气留止，故令痞满。今愈下而痞愈甚，若更用行气、破气之剂，转成坏证，宜参附养荣汤。

质曰：此篇宜与长沙"泻心汤"条参考。今下之反痞者，胃中虚，客气留止也。长沙"甘草泻心汤"条曰"此非结热""客气上逆也"，故为不可下，而反下之令其益痞者，误也。若夫下后，心下如肿痞，舌上干燥无苔，脉浮虚而数，发热汗多者，间变蓄血证，为难治。

参附养荣汤

当归一钱　芍药一钱　生地三钱　人参一钱　附子炮，七分　干姜炒，一钱

照常煎服。果如前证，一服，痞当如失。倘有下证，下后脉实。痞未除者，再下之。此有虚实之分：一者有下证，下后痞即减者为实；一者表虽微热，脉不甚数，口不渴，下后痞反甚者为虚。若潮热口渴，脉数而痞者，投之祸不旋踵。

质曰：遽然下之，而后论其虚实，岂不暴耶？盖亦吴氏偏于下之弊也。

下后反呕

疫邪留于心胸，胃口热甚，皆令呕不止。下之呕当去，今反呕者，此属胃气虚寒，少进粥饮，便欲舌酸者，宜半夏藿香汤。一服呕立止，谷食渐加。

半夏藿香汤

半夏一钱五分　真藿香一钱　干姜炒，一钱　茯苓一钱　广陈皮一钱　白术炒，一钱　甘草五分

水、姜煎服。有前后一证首尾两变者，有患时疫，心下胀满，口渴发热而呕，此应下之证也。下之诸症

减去六七，呕亦减半，再下之胀除、热退、渴止。向则数日不眠，今则少寐，呕独转甚，此疫毒去而诸症除，胃续寒而呕甚，与半夏藿香汤一剂，而呕即止。

质按，长沙曰："呕多者，虽有阳明证，不可攻之。"此证治法，当在大、小柴胡之间，未可始遽下之也。盖亦吴氏专下之弊矣。然早知其误，而急救之者，乃所以警悟过人也。

夺液无汗

瘟疫下后脉沉，下证未除，再下之。下后脉浮者，法当汗解。三五日不得汗者，其人预亡津液也。一人患疫得下证，日久失下，逐日下利纯臭水，昼夜十数行，乃致口燥唇干，舌裂如断，医者误按仲景协热下利法，因与葛根黄连黄芩汤，服之转剧。邀予诊视，乃热结旁流，急与大承气一服，去宿粪甚多，色如败酱，状如黏胶，臭恶异常，是晚利顿止。次日服清燥汤一剂，脉尚沉，再下之，脉始浮。下证减去，肌表仅存微热，此应汗解，虽不得汗，然里邪即尽，中气和平，所以饮食渐进。半月后忽作战汗，表邪方解。盖缘下利日久，表里枯燥之极，饮食半月，津液渐回，方可得汗，所谓积流而渠自通也。可见脉浮身热，非汗不解，血燥津枯，非液不汗。昔人以《灵枢·营卫生会篇》。夺血无汗，今以夺液亦无汗，血液虽殊，枯燥则一也。

质曰：夫液泌于血，血生于饮食。今下利经久，饮食不消，血何由生？血液被热搏，承气复下之，宜矣。其不得汗也。

补泻兼施与先泻后补合论

证本应下，耽搁失治，或为缓药羁迟，火邪壅闭，耗气搏血，精神殆尽，邪火独存，以致循衣摸床、撮空理线、筋惕肉瞤、肢体振战、目中不了了，皆缘应下失下之咎。邪热一毫未除，元神将脱，补之则邪毒愈甚，攻之则几微之气不胜其攻。攻不可，补不可，补泻不及，两无生理，不得已勉用陶氏黄龙汤。此证下亦死，不下亦死，与其坐以待毙，莫如含药而亡，或有回生于万一者。

质曰：应下而失下，邪盛神夺，凶兆交见，补泻不及，两无生理。当此时，用黄龙汤，犹讨君侧恶，侥幸万一耳矣。然黄龙之功，毕竟在承气，如参、地、当归，岂暇立功哉！

黄龙汤

陶节庵《伤寒六书》方，治心下硬痛，下利纯清水，谵语发渴，身热者，曰是非内寒而利，因燥屎结实，乃下利所饮汤药也。其意同于长沙，治少阴病，下利清水云云之证，用大承气。吴氏治热结旁流，以大承气。

大黄　厚朴　枳实　芒硝　人参　地黄　当归

照常煎服。

按：前证实为庸医耽搁，及今投剂，补泻不及。然大虚不补，虚何由以回？大实不泻，邪何由以去？勉用参、地以回虚，承气以逐实，此补泻兼施之法也。先泻后补之法，则纯用承气，下证稍减，神思稍苏，续得肢体振战，怔忡惊悸，心内如人将捕之状，四肢反厥，眩晕郁冒，项背强直，并前循衣、摸床、撮空等症，此皆大虚之候，将危之证也，急用人参养荣汤。虚候少退，速可屏去。盖伤寒、瘟疫俱系客邪，为火热燥证。人参固为益元气之神品，但偏于益阳，有助火固邪之弊，当此又非良品也，不得已而用之。

质曰：客邪之病，岂可概为热证也，长沙何为立三阴之目？此吴氏偏一之见，不通之论也。

人参养荣汤

人参　麦门冬　辽五味　地黄　归身　芍药　知母　陈皮　甘草

照常煎服。

如人方肉食而病适来，以致停积在胃，用大、小承气连下，唯是臭水稀粪而已，于承气汤中但加人参一味服之，虽三四十日所停之完谷及完肉，于是方下。盖承气借人参之力，鼓舞胃气，宿物始动也。

质曰：吴氏勇敢武断，而反有此精细处，可谓英雄细心矣。

药　烦

应下失下，真气亏微，及投承气，下咽少顷，额上汗出，发根瘙痒，邪火上炎，手足厥冷，甚则振战心烦，坐卧不安，如狂之状，此中气素亏，不能胜药，名为药烦。凡遇此证，急投姜汤即止，药中多加生姜煎服，则无此状矣。更宜均两三次服，以防呕吐不纳。

质曰：此证与狂汗相似，然彼则因邪气将出于表，禀赋充盛而不得速汗也。此则热实于胃久之，真气亏微，不能胜药也。自有表里虚实之分，可以辨也。

停　药

服承气腹中不行，或次日方行，或半日仍吐原药，此因病久失下，中气大亏，不能运药，名为停药。乃天元几绝，大凶之兆也。宜生姜以和药性，或加人参以助胃气，更有邪实病重剂轻，亦令不行。

虚烦似狂

时疫坐卧不安，手足不定，卧未稳则起坐，才着坐即乱走，才抽身又欲卧，无有宁刻；或循衣摸床，撮空捻指，师至才诊脉，将手缩去，六脉不甚显，尺脉不至。此平时斫丧①，根源亏损，因不胜其邪，元气不能主持，故烦躁不宁，固非狂证，其危有甚于狂也，法当大补。然有可急下者，或下后厥回，尺脉至，烦躁少定，此因邪气少退，正气暂复，微阳少伸也。不二时，邪气复聚，前证复起，勿以前下得效，今再下之，速死，急宜峻补，补不及者死。此证表里无大热，下证不备者，庶几可生，譬如城郭空虚，虽残寇而能直入，战不可，守不可，其危可知。

质曰：此证脉细数，若大而虚者，共为难治。小便不利，若遗失者，膀胱麻痹也，必死。

神虚谵语

应下稽迟，血竭气耗，内热烦渴谵语。诸下证具，而数下之，渴、热并减。下证悉去，五六日后，谵语

---

① 斫丧：伤害，摧残。特指因沉溺酒色而伤害身体。

不止者，不可以为实，此邪气去，元神未复，宜清燥养荣汤加辰砂一钱。郑声、谵语，态度无二，但有虚实之分，不应两立名目。

质按，长沙曰："夫实则谵语，虚则郑声，郑声重语也。"吴氏曰："郑声、谵语，态度无二，但有虚实之分，不应两立名目。"何其拗强也？夫重语者，以精神虚惫，喜忘故也，为非实证；谵语者，以神识错乱，妄想故也，为有实又有虚。

夺气不语

时疫下后，气血俱虚，神思不清，唯向里床睡，似寐非寐，似寤非寤，呼之不应。此正气夺，与其服药不当，莫如静守，虚回而神思自清，语言渐朗。若攻之，脉必反数，四肢渐厥，此虚虚之祸，危在旦夕。凡见此证，表里无大热者，宜人参养荣汤补之。能食者，自然虚回，前证自除。设不食者，正气愈夺，虚证转加，法当峻补。

老少异治

三春旱草，得雨滋荣；残腊枯枝，虽灌弗泽。凡年高之人，最忌剥削，设投承气，以一当十；设用参、术，十不抵一。盖老年荣卫枯涩，几微之元气易耗而难复也。不比少年气血生机甚捷，其势浡然，但得邪气一除，正气随复。所以老年慎泄，少年甚补，何况误用也。亦有年高禀厚，年少赋薄者，又当从权，勿以常论。

质曰：不曰忌补、忌泻，曰慎补、慎泻，"慎"字可深味矣。

妄投破气药论

瘟疫心下胀满，邪在里也，若纯用青皮、枳实、槟榔诸香燥破气之品，冀其宽胀，此大谬也。不知内壅气闭，原有主客之分，假令根于七情郁怒，肝气上升，饮食过度，胃气填实，本无外来邪毒、客气相干，止不过自身之气壅滞，投木香、砂仁、豆蔻、枳壳之类，上升者即降，气闭者即通，无不见效。今疫毒之气，传于胸胃，以致升降之气不利，因而胀满，实为客邪累及本气，但得客气一除，本气自然升降，胀满立消。若专用破气之剂，但能破正气，毒邪何自而泄？胀满何由而消？治法非用小承气弗愈。即而肠胃燥结，下即不通，中气郁滞，上焦之气不能下降，因而充积，即膜原或有未尽之邪，亦无前进之路，于是表里、上中下三焦皆阻，故为痞满燥实之证。得大承气一行，所谓一窍通，诸窍皆通，大关通而百关尽通也。向之所郁于肠胃之邪，由此而下，肠胃即舒，膜原设有所传不尽之余邪，方能到胃，乘势而下也，譬若河道阻塞，前舟即行，余舟边尾而下矣。至是邪结并去，胀满顿除，皆借大黄之力。大黄本非破气药，以其润而最降，故能逐邪拔毒，破结导滞，加以枳、朴者，不无佐使云尔。若纯用破气之品，津液愈耗，热结愈固，滞气无门而出，疫毒无路而泄，乃望其宽胸利膈，惑之甚矣。

妄投补剂论

有邪不除，淹缠日久，必至尫赢。庸医望之，辄用补剂，殊不知无邪不病，邪气去，正气得通，何患乎虚之不复也？今投补剂，邪气益固，正气日郁，转郁转热，转热转瘦，转瘦转补，转补转郁，循环不已，乃至骨立而毙。犹言服参几许，补之不及，天数也。病家止误一人，医者终身不悟。

质按：此篇不举治法者，审于"补泻兼施"篇也。

妄投寒凉药论

疫邪结于膜原，与卫气并固，而昼夜发热，五更稍减，日晡益甚，此与瘅虐相类。瘅虐热短，过时如失，明日至期复热。今瘟疫热长，十二时中，首尾相接，寅卯之间，乃其热之首尾也，即二时余焰不清，似乎日夜发热。且其时也，邪结膜原，气并为热。胃本无病，误用寒凉，妄伐生气，此其误者一。及邪传胃，烦渴口燥，舌干苔刺，气喷如火，心腹痞满，午后潮热，此应下之证，若用大剂芩、连、栀、柏，专务清热，竟不知热不能自成其热，皆由邪在胃家，阻碍正气，郁而不通，火亦留止，积火成热，但知火与热，不知因邪而为火热。智者必投承气，逐去其邪，气行火泄，而热自已。若概用寒凉，何异扬汤止沸。每见今医好用黄连解毒汤、黄连泻心汤，盖本《素问》"热淫所胜，治以寒凉"，《至真要大论》作："热淫所胜，平以咸寒。"以为圣人之言必不我欺，况热病用寒药，最是捷径，又何疑乎？每遇热甚，反指大黄能泄而损元气，黄连清热，且不伤元气，更无下泄之患，且得病家无有疑虑，守此以为良法。由是凡遇热证，大剂与之，二三钱不已，增至四五钱，热又不已，昼夜连进，其病转剧，至此技穷力竭，反谓事理当然。又见有等"有等"即"有一等"之略语，盖谓"有一等甚者"也。日久，腹皮贴背，乃调胃承气证也。况无痞满，益不敢议承气，唯类聚寒凉，专务清热，又思寒凉之最者莫如黄连，因而再倍之，日近危笃，有邪不除，耽误至死，犹言服黄连至几两，热不能清，非药之不到，或言不治之症，或言病者之数也。他日凡遇此证，每每如是，虽父母妻子，不过以此法治之。盖不知黄连苦而性滞，寒而气燥，与大黄均为寒药，大黄走而不守，黄连守而不走，一燥一润，一通一塞，相去甚远。且疫邪首尾以通行为治，若用黄连，反招闭塞之害，邪毒何由以泄？病根何由以拔？即不知病原，焉能以愈疾耶？！

问曰："间有进黄连而得效者，何也？"曰："其人正气素胜，又因所受之邪本微，此不药自愈之证。医者误投温补，转补转郁，转郁转热，此以三分客热，转加七分造热也。客热者，因客邪所郁，正分之热也，此非黄连可愈。造热者，因误投温补，正气转郁，反致热极，故续加烦渴、不眠、谵语等症，此非正分之热，乃庸医添造分外之热也，因投黄连，于是烦渴、不眠、谵语等症顿去。要之，黄连但可清去七分无邪造热，又因热减而正气即回，所存三分有邪客热，气行即已也。医者不解，遂以为黄连得效，他日借此，概治客热，则无效矣。又，以昔效而今不效，疑其病原本重，非药之不到也，执迷不悟，所害更不可胜计矣。"

问曰："间有未经温补之误，进黄连而疾愈者何也？"曰："凡元气胜病为易治，病胜元气为难治。元气胜病者，虽误治，未必皆死；病胜元气者，稍误未有不死者。此因其人元气素胜，所感之邪本微，是以正气有余，足以胜病也，虽少与黄连，不能抑郁正气，此为小逆，以正气犹胜而疾幸愈也。医者不解，窃自邀功，他日设遇邪气胜者，非导邪不能疗其疾，误投黄连，反招闭塞之害，未有不危者。"

质曰：凡邪气在于表者，非汗不解。实于胃者，非下不瘥。此二者，芩、连、栀、柏不能清其热也，非寒凉不能治疫热也。盖药各有所主治，譬如桂枝、麻黄之一治于太阳，白虎、承气之同证于阳明。桂枝自有桂枝之证，麻黄自有麻黄之证，白虎不能彻胃实之邪焉，承气不能清在里之热结焉，其一于太阳也，同于阳明也。而所主治，各自不同，于芩、连、栀、柏之清热，亦犹如此耳。苟审所主治而投之，何药不奏效，岂独大黄治疫热乎哉？吴氏欲痛矫时弊，矫枉而过直也，学者不可不察焉。

大　便

热结旁流，协热下利，大便闭结，大肠胶闭。总之邪在里，其证不同者，在乎通塞之间耳。

协热下利者，其人大便素不调，邪气忽乘于胃，便作烦渴，一如平时泄泻稀粪而色不败，其色但焦黄而已。此伏邪传里，不能稽留于胃，至午后潮热，便作泄泻，子后热退，泄泻亦减，次日不作潮热，利亦止，为病愈。潮热未除，利不止者，宜小承气汤，以撤其余邪，而利自止。若利止二三日后，午后忽加烦渴，潮热下泄，仍如前证，此伏邪未尽，复传到胃也，治法同前。

质按：吴氏所谓"协热利"者，即长沙阳明病，大、小承气之证也。盖伏邪传里，与胃气协合，而下利之义也。长沙所谓"协热利"者，太阳病桂枝之证，胃本无邪，由数下之，徒令胃气虚寒，利下不止，表里不解也，故以人参汤理中，加桂枝以救表。盖"协"与"挟"通，所谓"协热"者，里寒夹表之义也。虽同名"协热"，其证乃有虚实之分，不可同日而论。

大便闭结者，疫邪传里，内热壅郁，宿粪不行，蒸而为结，渐至坚硬。下之结粪一行，瘀热自除，诸证悉去。

热结旁流者，以胃家实，内热壅闭，先大便闭结，续得下利纯臭水，全然无粪，日三四度，或十数度，宜大承气汤，得结粪而利立止。服汤不得结粪，仍下利臭水及所进汤药，因大肠邪胜，失其传送之职，知邪犹在也，病必不减，宜更下之。

质曰：热结旁流者，内热燥结，旁流下臭水之义也。

大肠胶闭者，其人平素大便不实，设遇疫邪传里，但蒸作极臭之物如黏胶，然至死不结，愈蒸愈闭，以致胃气不能下行，疫毒无路而出，不下即死，宜大承气汤下之。但得黏胶一去，下证自除，霍然而愈。

质曰：病同于协热下利，但有通塞之异而已。

瘟疫愈后三五日，或数日，反腹痛里急者，非前病原也，此下焦别有伏邪所发，欲作滞下也。发于气分则为白积，发于血分则为红积，气血俱病，红白相兼。邪尽利止，未止者，宜芍药汤。方见前"战汗"条。

质曰：此非特异病源，余邪不尽者间亦变为他病也。屡见为滞下、疟疾及脚气者，盖其变虽不一，共由余邪未尽，气血虚耗，腠理易闭塞也。

瘟疫愈后，大便数日不行，别无他证，此足三阴不足，以致大肠虚燥，此不可攻，饮食渐加，津液疏通，自能润下也。觉谷道夯负担用力也，欲力去也。闷，宜作蜜煎导，甚则宜六成汤。

质曰：此章宜与"病愈结存"及"下格"篇照见。病愈后，脉迟细而弱，每至黎明（五更也），或夜半后，便作泄泻，此命门真阳不足，宜七成汤。或亦有杂证属实者，宜大黄丸（出于《外台·温病门》"劳复"条），下之立愈（此证万中之一耳）。

六成汤

当归一钱五分　芍药一钱　地黄五钱　天门冬一钱
肉苁蓉三钱　麦门冬一钱

照常煎服。日后更燥者，宜六味丸，少减泽泻。

质按：补足三阴不足，故名六成。六者，水成数，即"天一生水，地六成之"之义也。

七成汤

破故纸炒，锤碎，三钱　熟附子一钱　辽五味八分
茯苓一钱　人参一钱　甘草炙，五分

照常煎服。愈后更发者，宜八味丸，倍加附子。

质按：补命门真阳，故名七成。七者，火生数，即"天二生火，地七成之"之义也。

小　便

热到膀胱，小便赤色。邪到膀胱，干于气分，小便胶浊；邪从小便分离。干于血分，溺血蓄血。留邪欲去，小便数急。膀胱不约，小便自遗；膀胱热结，小便闭塞。

质曰：吴氏分邪之与热，而明本之与标，其说极细矣。盖亦原长沙，长沙"黄连汤"之条曰："胸中有热，胃中有邪气，腹中痛，欲呕吐也。"盖遗尿与尿闭，俱有虚实之分，不可概论也。

热到膀胱者，其邪在胃，胃热灼于下焦，在膀胱，但有热而无邪，唯令小便赤色而已，其治在胃。

质曰，"传变不常"条云："与导赤散、五苓、五

皮之类，分毫无效者，得大承气一服，小便如注而愈。"可以参考。

邪到膀胱者，乃疫邪分布下焦，膀胱实有之邪，不止于热也。从胃家来，治在胃，兼治膀胱。若纯治膀胱，胃邪乘势拥入膀胱，非其治矣。若肠胃无邪，独小便急数，或白膏如马遗，遗者，尿也。《汉书·东方朔传》："遗殿上。"其治在膀胱，宜猪苓汤。

猪苓汤

邪干气分者，宜之。

猪苓二钱　泽泻二钱　滑石五钱　甘草八分　木通一钱　车前二钱

灯芯煎服。

桃仁汤

邪干血分者宜之。

桃仁三钱，研如泥　丹皮一钱　当归一钱　赤芍一钱　阿胶二钱　滑石五钱

照常煎服。小腹痛，按之硬痛，小便自调者，有蓄血也，加大黄三钱，甚则抵当汤。药分三等，桃仁汤、桃仁加大黄、抵当汤也。随其病之轻重而施治。

质曰：小便胶浊及溺血者，宜长沙猪苓汤。若兼蓄血者，宜桃仁汤，剧者大黄牡丹汤，其效优于抵当汤远矣。

前后虚实

病有先虚后实者，宜先补而后泻；有先实后虚者，宜先泻而后补。所谓先虚后实者，或因他病先亏，或因年高血弱，或因先有内伤劳倦，或因新产亡血过多，或旧有吐血及崩漏之症，时疫将发，即触动旧疾，或吐血，或崩漏，以致亡血过多，然后疫气渐渐加重，以上并宜先补而后泻。泻者谓疏导之剂，并承气下药，概而言之也。凡遇先虚后实者，此万不得已而投补剂一二帖后，虚证稍退，便宜治疫。若补剂连进，必助疫邪，祸害随至。所谓先实后虚者，疫邪应下失下，血液为热搏尽，原邪尚在，宜急下之；邪退六七，急宜补之；虚回五六，慎勿再补。多服则热复炽。下后必竟加添虚证者方可补，若以意揣度其虚，不见虚证，误用补剂，贻害不浅。

质曰：此篇示逐机法，宜与"乘除"及"补泻兼施"篇为一类见。

脉 厥

瘟疫得里证，神色不败，言动自如，别无怪证，忽然六脉如丝，微细而软，甚至于无，或两手俱无，或一手先伏，察其人不应有此脉，今有此脉者，皆缘应下失下，内结壅闭，营气逆于内，不能达于四末，此脉厥也。亦多有过用黄连、石膏诸寒之剂，强遏其热，致邪愈结，脉愈不行。医见脉微欲绝，以为阳证得阴脉为不治，委而弃之，以此误人甚众。若更用人参、生脉散辈，祸不旋踵，宜承气缓缓下之，六脉自复。

质曰：余每遇此证，辄诊脉于尺泽及腋下，必大而实，或滑而数。

脉证不应

表证脉应浮，不浮者亦有可汗而解者，以邪气微，不能牵引正气，故脉不应。里证脉应沉，不沉者亦有可下而解者，以邪气微不能抑郁正气，故脉不应。阳证见阴脉，有可生者，神色不败，言动自如，乃禀赋脉也，再问前日无此脉，乃脉厥也。下后脉实。亦有病愈者，但得证减。复有实脉，乃天年脉也。夫脉不可一途而取，须以神气、形色、病证相参，以决安危为善。

质曰：夫脉者，以吾之气接渠之气，以我神揣彼神，得之于心，而应之于手，彼我权衡，以决安危也。吴氏之言，可以为诊理要诀矣。古曰：知其要者，一言而达。盖吴氏之谓夫。

张昆源之室，年六旬，得滞下。后重窘急，日三四十度，脉常歇止，诸医以为雀啄脉，必死之候，咸不用药。延予诊视，其脉参伍不调，或二动一止，或三动一止而复来，此涩脉也。

质按：此脉近于结若代，岂可以涩名耶？涩反于滑，往来涩滞也。

年高血弱，下利脓血，六脉短涩，固非所能任，询其饮食不减，形色不变，声音烈烈，言语如常，非危证也。遂用芍药汤加大黄三钱，大下纯脓成块者两碗许，自觉舒快，脉气渐续，而利亦止。数年后又患伤风，咳嗽，痰涎涌甚，诊之又得前脉，与杏桔汤二剂，嗽止脉调。方知此妇，凡病俱作此脉。大抵治病，务以形色、脉证参考，庶不失其大段，方可定其吉凶也。

体　厥

阳证阴脉，身冷如冰，为体厥。

施幼声，卖卜颇行，年四旬，禀赋肥甚。六月患时疫，口燥舌干，苔刺如锋，不时太息，咽喉肿痛，心腹胀满，按之痛甚，渴思冰水，日晡益甚，小便赤涩，得涓滴则痛甚，此下证悉备，但通身肌表如冰，指甲青黑，六脉如丝，寻之则有，稍按则无。医者不究里证热极，但引陶氏节庵。《全生集》，以为阴证（但手足厥逆若冷过肘、膝，便是阴证）。今已通身冰冷，比之冷过肘、膝更甚，宜其为阴证一也；且陶氏以脉分阴阳二证），全在有力、无力中分。今已脉微欲绝，按之如无，比之无力更甚，宜其为阴证二也。阴证而得阴脉之至者，复有何说？遂主附子理中汤。未服，延予至，以脉相参，表里互较，此阳证之最者，下证悉具，但嫌下之晚耳。盖因内热之极，气道壅闭，乃至脉微欲绝，此脉厥也。阳郁则四肢厥逆，况素禀肥盛，尤易壅闭，今亢阳已极，以至通身冰冷，此体厥也。急投大承气汤，嘱其缓缓下之，脉至厥回，便得生矣。其妻闻一曰阴证、一曰阳证，天地悬隔，疑而不服。更请一医，指言阴毒，须灸丹田，其兄叠延三医续至，皆言阴证，乃进附子汤，下咽如火，烦躁顿加，逾时而卒。

质曰：阴证冷过肘、膝多死，今至通身冰冷而不死者，此所谓热厥也，有白虎证，又有承气证。长沙曰："脉滑而厥者里有热也，白虎汤主之。"又曰："厥深者，热亦深，厥当下之。"

乘　除

算法：添算曰乘，减算曰除。

病有纯虚纯实，非补即泻，何有乘除？设遇既虚且实者，补泻间用，当详孰先孰后，从少从多，可缓可急，随其证而调之。

吴江沈青来之室，少寡，素多郁怒，而有吐血证，岁三四发，吐后即已，无有他证，盖不以为事也。三月间，别无他故，忽有小发热，头疼身痛，不恶寒而微渴，若恶寒不渴者，乃感冒风寒，今不恶寒微渴者，疫也。至第二日，旧症大发，吐血倍常，更加眩晕，手振烦躁，种种虚躁，饮食不进，且热渐加重。医者、病者，但见吐血，以为旧症复发，不知其为疫也，故以发热认为阴虚，头疼、身痛，认为血虚，不察未吐血前一日，已有前症，非吐血后所加之症也。诸医议补，问予可否？余曰："失血补虚，权宜则可，盖吐血者内有结血，正血不能归经，所以吐也。结血牢固，岂能吐乎？能去其结，于中无阻，血自归经，方冀不发。若吐后专补，内则血满，即满不能归，血从上溢也。设用寒凉尤误。投补剂者只顾目前之虚，用参暂效，不能拔去病根，日后又发也。况又兼疫，今非昔比，今夙疾因伤而发，血脱为虚，邪在为实，是虚中有实。如投补剂，始则以实填虚，沾其补益，即而以实填实，灾害立至。"于是，暂用人参二钱，以茯苓、归、芍佐之，两剂后，虚证减退，热减六七。医者、病者皆谓用参得效，均欲连进。余禁之不止，乃恣意续进，便觉心胸烦闷，腹中不和，若有积气，求哕不得，此气不时上升，便欲作呕，心下难过，遍体不舒，终夜不寐，喜按摩槌击，此皆外加有余之变证也。所以然者，止有三分之疫，只应三分之热，适有七分之虚，经络枯涩，阳气内陷，故有十分之热。分而言之，其间是三分实热，七分虚热也。向则本气空虚，不与邪搏，故无有余之证。但虚不任邪，唯懊憹、郁冒、眩晕而已。今投补剂，是以虚证减去，热减六七，所余三分之热者，实热也，乃是疫邪所致，断非人参可除者。今再服之，反助疫邪，邪正相搏，故加有余之变证，因少与承气微利之而愈。按此病设不用利药，宜静养数日亦自愈。以其人大便一二日一解，则知胃气通行，邪气在内，日从胃气下趋，故自愈。间有大便自调而不愈者，内有湾粪，隐曲不得下，下之得宿粪极臭者，病始愈。设邪未去，恣意投参，邪乃益固，日久不除，医见形体渐瘦，便指为怯证，愈补愈危，死者多矣。

质曰：夫恶寒而不渴者，感冒也；渴而不恶寒者，疫也。在其初宜审焉。盖恶寒者，为太阳之主症；渴者，为阳明之主症也。

卷下

杂气论

日月星辰，天之有象可睹；水火土石，地之有形可求；昆虫草木，动植之物可见；寒热温凉，四时之气往来可觉。至于山岚瘴气，岭南毒雾，咸得地之浊气，犹可以察，而唯天地之杂气，种种不一，亦犹天之有日月星辰，地之有水火土石，气交之中有昆虫草木之不一也。草木有野葛、巴豆，星辰有罗、计、荧惑。《五杂俎·天部》曰："金木土水火，五星之外，又有四余星：一曰紫气，二曰月孛，三曰罗喉，四曰计都。而罗、计二星，人多忌。"昆虫有毒蛇、猛兽，土石有雄、硫、砒、信，万物各有善恶之不等，是知杂气之毒亦然。然气无形可求，无象可见，况无声复无臭，何能得睹得闻？人恶得而知其气也？其来无时，其着无方，众人有触之者，各随其气而为诸病焉。其为病也，或时众人发颐，或时众人头面浮肿，俗名为大头瘟是也。或时众人咽痛，或时音哑，俗名为蛤蟆瘟是也。或时众人疟痢，或为痹气，或为痘疮，或为斑疹，或为疮疥疔肿，或时众人目赤肿痛，或时众人呕血暴下，俗名为瓜瓤瘟、探头瘟是也。或时众人瘿核，俗名为疙瘩瘟是也。为病种种，难以枚举。大约病偏于一方，掩门阖户，众人相同者，皆时行之气，即杂气为病也。为病种种，是知气之不一也。盖当其时，适有某气，专入某脏腑经络，专发为某病，故众人之病相同，非关脏腑经络或为之证也。不可以年岁、四时为拘，盖非五运六气所即定者，是知气之所至无时也。或发于城市，或发于村落，他处安然无有，是知气之所着无方也。疫气者，亦杂气中之一，但有甚于他气，故为病颇重，因名之疠气。虽有多寡不同，然无岁不有。至于瓜瓤瘟、疙瘩瘟，缓者朝发夕死，急者顷刻而亡，此又在诸疫中最重者，幸而几百年来罕有之，不可以常疫并论也。至于发颐、咽痛、目赤、斑疹之类，其时村落中，偶有一二人所患者，虽不与众人等，然考其证，甚合某年某处众人所患之病，纤悉相同，治法无异。此即当年之杂气，但目今所钟不厚，所患者稀少耳。此又不可以众人无有，断为非杂气也。况杂气为病最多，而举世皆误认为六气。假如误认为风者，如大麻风、鹤膝风、痛风、历节风、老人中风、肠风、疠风之类，概用风药，未尝一效，实非风也，皆杂气为病耳。至又误认为火者，如疔疮、发背、痈疽、肿毒、流注、流火、丹毒，与夫发斑、痘疹之类，以为痛痒疮疡，皆属心火，投芩、连、栀、柏，未尝一效，实非火也，亦杂气之所为耳。至于误认为暑者，如霍乱吐泻、疟痢暴注、腹痛绞肠痧之类，皆误认为暑，作暑证治之，未尝一效，与暑何与焉？至于一切杂证，无因而生者，并皆杂气所成，盖因杂气来而不知，感而不觉，唯向风、寒、暑、湿所见之气求之，即已错认病原，未免误投他药。刘河间作《原病式》，盖祖五运六气，百病皆原于风、寒、暑、湿、燥、火，谓为病者，无出此六气。实不知杂气为病，更多于六气，六气有限现在可测，杂气无穷茫然不可测。专务六气，不言杂气，岂能包括天下之病欤？

质曰：夫疫，役也，众人均等之谓也。偶有一二人患轻微之证者，以与某年、某处众人所患，其证相同也，直指谓疫。然则时疫与他病，其证相同者，亦可谓非时疫，然其实即疫也。不得不谓之疫，谓疫则违名义，不谓则失其实。于此乎，吾常病于病名之无益于治，而或紊其实也。无已①则仿长沙，以六经包括万病欤！

论气所伤不同

所谓杂气者，虽曰天地之气，实由方土之气也。

①　无已：不得已。

盖其气从土地而起，有是气则有是病，譬如所言天地生万物，然亦由方土之产也。彼植物借雨露而滋生，动物借饮食而颐养，必先有是气，然后有是物。推而广之，有无限之气，因有无限之物也。但二五阴阳五行。之精，未免生克制化。是以万物各有宜忌，宜者益，而忌者损，损者制也。故万物各有所制，如猫制鼠，如鼠制象之类。既知以物制物，即知以气制物矣。以气制物者，蟹得雾则死，枣得雾则枯之类，此有形之气，动植之物皆为所制也。至于无形之气，偏中于动物者，如牛瘟、羊瘟、鸡瘟、鸭瘟，岂但人疫而已哉？然牛病而羊不病，鸡病而鸭不病，人病而禽不病，究其所伤不同，因其气各异也。知其气各异，故谓之杂气。夫物者，气之化也；气者，物之变也。知气可以制物，则知物之可以制气矣。夫物之可以制气者，药物也，如蜒蚰解蜈蚣之毒，猫肉治鼠瘘之溃，此受物之气以为病，还以物之气制之。至于受无形杂气为病，莫如何物之能制矣。唯其不知何物之能制，故勉用汗、吐、下三法以当之。嗟乎！即三法且不能尽善，况能知物乎？能知以物制气，一病只有一药，药到病已，不烦君、臣、佐、使品味加减之劳矣。

　　质曰：《杂气论》及《论气所伤不同》之二篇，

是吴氏精神之所汇，犹《书》①之有《禹贡》《洪范》，足以观其学识深高。《瘟疫》一篇文字，盖自此而出矣。所论辩，虽不脱拘理之习，亦多所发明。格致之功，超于金元诸子远矣。学者须熟读精思，必将有大所得也。

论气盛衰

其年疫气盛行，所患皆重，最能传染，即童辈皆知其为疫。至于微疫，似觉无有，盖毒气所钟有厚薄也。其年疫气衰少，里间所患者不过几人，且不能传染，时师皆以伤寒为名，不知者固不言疫，知者亦不便言疫。然则何以知其为疫？盖脉证与盛行之年所患之证，纤悉相同，至于用药取效，毫无差别。是以知瘟疫四时皆有，长年不断，但有多寡轻重耳。疫气不行之年，亦有微疫，众人皆以感冒为名，实不知为疫也。设用发散之剂，虽不合病，然亦无大害。疫自愈，实非药也。即不药，亦自愈。至有稍重者，误投发散，其害尚浅，若误用补剂及寒凉，反成痼疾，不可不辨。

---

① 《书》：指《尚书》，也称《书经》。

蛔　厥

疫邪传里，应下失下，邪气盛于内，四肢厥冷，胃热如沸，蛔动不安，下即不通，必反于上。蛔因呕出，此常事也，但治其胃，蛔厥自愈。每见医家，妄引经论，以为脏寒，蛔上入膈，其人当吐蛔。又云"胃中冷必吐蛔"之句，便用乌梅丸，或理中安蛔汤，方中乃细辛、附子、干姜、桂枝、川椒皆辛热之品，投之如火上添油。殊不知疫证表里、上下皆热，始终从无寒证者，不思现前事理，徒记纸上文辞，以为依经旁注，坦然用之无疑，因此误人甚众。

质曰：拘泥文辞，不晓事理。贵耳而贱目者，古今读书家通弊，不特医事也。又曰："吐死蛔者，属热；吐活蛔者，多属胃寒。死蛔色白，活蛔微红色。"

呃　逆

胃气逆，则为呃逆。吴中称为冷呃。以冷为名，遂指为胃寒，不知寒热皆令呃逆，且不以本证相参，专执俗语为寒，遂投丁、茱、姜、桂，误人不少，此比执辞害义者尤为不典。治法各从其本证而消息之，如见白虎证则投白虎，见承气证则投承气，膈间痰闭，则宜导痰，如果胃寒，丁香柿蒂散宜之，然不若四逆汤功效殊捷。要之，但治本证，其呃自止，他可以类推矣。

质曰：呃逆者，膈膜之痉挛也，有虚实之分，宜从本证而治之，概为胃寒误矣，故吴氏辩驳之。

似表非表、似里非里

时疫初起，邪气盘踞于中，表里阻隔，里气滞而为闷，表气滞而为头疼身痛。因见头疼身痛，往往误认为伤寒表证，因用麻黄、桂枝、香苏、葛根、败毒、九味羌活之类，此皆发散之剂，强求其汗，妄耗津液，经气先伤，邪气不损，依然发热。更有邪气传里，表气不能通于内，必壅于外，每至午后潮热，热甚则头胀痛，热退则已，此岂表实者耶？以上似表，误为表证，妄投升散之剂，经气愈实，火气上升，头疼转甚。须下之，里气一通，经气降而头疼立止。若果感冒头疼，无时不痛，为可辨也。且有别证相参，不可一途而取。若汗、若下后，脉静身凉，浑身肢节反加痛甚，一如被杖，一如坠伤，少动则痛苦号呼，此经气虚，营卫行涩也。三四日内，经气渐回，其痛渐止，虽不药，必自愈。设妄引经论，以为风湿相搏，一身尽痛，不可转侧，遂投疏风胜湿之剂，身痛反剧，以此误人甚众。

伤寒传胃，即便潮热谵语，下之无辞。今时疫初起，便作潮热，热甚亦能谵语，误认为里证，妄用承气，是为诛伐无辜。不知伏邪附近于胃，邪未入腑，亦能潮热，午后热甚，亦能谵语，不待胃实而后能也。假令常疟，热甚亦作谵语。瘅疟不恶寒，但作潮热，此岂胃实者耶！以上似里证，误投承气，里气先虚，及邪陷胃，转见胸腹胀满，烦渴益甚。病家见势危笃，以致更医，医见与下药病甚，乃指大黄为砒毒，或投泻心，或投柴胡、枳、桔，留邪在胃，变证日增，神脱气尽而死。向则不应下而反下之，今则应下而反失下，盖因表里不明，用药前后失序之误。

质按，长沙曰："伤寒不大便六七日，头痛有热，小便赤者与承气汤。其小便反清者，知不在里，仍在表也。"又曰："解后身疼痛者，宜桂枝加芍药生姜人参汤。"宜参考。

论　食

时疫有首尾皆能食者，此邪不传胃。切不可绝其饮食，但不宜过食耳。有愈后数日，微渴、微热不思食者，此微邪在胃，正气衰弱。强与之，即为食复。有下后一日，便思食，食之有味，当与之。先与米食一小杯，加至茶瓯，渐进稀粥，不可尽意，饥则再与。如忽加吞酸，反觉无味，乃胃气伤也，当停谷一日，胃气复，复思食也，仍如渐进法。有愈后十数日，脉静身凉，表里俱和，但不思饮食者，此中气不苏，当与粥饮迎之，得谷后即思食觉饥。久而不思食者，一法以人参一钱，煎汤与之，少引胃气，忽觉思食，余①勿服。

质曰：论食绵密精致，自少而多，自稀而稠，秩如有法，严不可犯。又，"调理法"曰："多与、早与、迟与，皆非所宜。"宜与此篇参考。

论　饮

烦渴思饮，酌量与之。若引饮过多，自觉水停心下，名停饮，宜四苓散。如大渴思饮冰水及冷饮，无论四时，皆可量与。盖内热之极，得冷饮相救甚宜，能饮一升，止与半升，宁使少顷再饮。至于梨汁、藕汁、蔗浆、西瓜皆可备不时之需。如不欲饮冷，当易白滚汤与之。乃至不思饮，则知胃和矣。

质按，长沙曰："渴思饮水者，少少与饮之，令胃气和则愈。"又曰："渴欲饮水者少少与之，但以法救

———————

① 余：指剩余的药。

之。"又曰："少阴病，渴欲饮水者，少少与之。盖少少者，不使尽意也。若尽意饮之，必为水逆，甚非法也。"吴氏曰："烦渴思饮，酌量与之。"又曰："能饮一升，止与半升。仍是长沙之法。"

四苓汤

茯苓二钱　泽泻一钱五分　猪苓一钱五分　陈皮一钱

取长流水煎服。古方有五苓散，用桂枝者，以太阳中风，表证未罢，并入膀胱，用四苓以利小便，加桂枝以解表邪，为双解散，即如少阳并于胃，以大柴胡通表里而治之。今人但见小便不利，便用桂枝，何异聋者之听宫商。胃本无邪，故用白术以建中，今不用白术者，疫邪传胃而渴，白术性壅，恐以实填实也。加陈皮者，和中利气也。

质按：吴氏以为桂枝发汗，而其性辛温；白术健胃，而其弊壅塞，故共去之。盖亦恶温补之偏见。

损　复

邪伤人也，始而伤气，继而伤血、伤肉、伤筋、伤骨。邪毒既退，始而复气，继而复血、复肉、复筋、复骨。以柔脆者易损，亦易复也。

天顷西北，地陷东南，故男先伤右，女先伤左。及其复也，男先复左，女先复右。以素亏者易损，素实者易复也。

质曰：男女左右之说，汉人拗理之习，吴氏亦不得脱也。

严正甫，年三十。时疫后，脉证俱平，饮食渐进，忽然肢体浮肿，别无所苦，此即气复也。盖大病后，血未成，气暴复，血乃气之依归，气无所依，故为浮肿。嗣后饮食渐加，浮肿渐消，若误投行气利水药则谬矣。

张德甫，年二十。患噤口痢，昼夜无度，肢体仅有皮骨，痢虽减，毫不进谷。以人参一钱煎汤，入口不一时，身忽浮肿，如吹气球速，自后饮食渐进，浮肿渐消，肿间已有肌肉矣。

若大病后，三焦受伤，不能通调水道，下输膀胱，肢体浮肿，此水气也，与气复悬绝，宜《金匮》肾气丸及肾气煎，若误用行气利水药必剧。凡水气，足冷肢体常重，气复足不冷，肢体常轻为异。

质曰：气复与水肿相似，试以指按之，肌肤从没，放之从复者，气复也，须臾复故者，水肿也；久不能复者，虚肿也。此所其不同。瘥后贪食者，多患水肿，盖气血未复，特胃气暴复，易饥而易消，贪食而不止，故未熟之液，满于一身也。不肿必下利，宜节饮食，自愈。若饮食不进，先自足浮肿，渐及腰腹，色白而光泽，按之如败瓜者，此由气血共虚，元气不能四布也，宜补之。或心下先肿，或小腹先肿者，属于胃、膀胱之衰弱，或由余邪不尽，有虚实之分，共为难治。适有一手俄肿，或一足肿大者，是属内脏之燃肿，多死。

余桂玉，年四十。时疫后四肢脱力，竟若瘫痪，数日后右手始能动，又三日左手方动。又，俞桂冈子室所患皆然。

质曰：适亦然耳，焉足以为定论。

标　本

诸窍，乃人身之户窗也。邪自窍而入，未有不由窍而出。经曰：《素问·热论》。"未入于腑者，可汗而已；已入于腑者，可下而已。"麻征君麻九畴，字知几，从张子和习医，故详《儒门事亲》。复增汗、吐、下三法，总是导引其邪，从门户而出，可为治疫之大纲，舍此皆治标云尔。今时疫首尾一于为热，独不言清热者，盖因邪而发热，但能治其邪，不治其热，而热自已。夫邪之与热，犹形影相依，形亡而影未有独存者。若以黄连解毒汤、黄连泻心汤，纯乎类聚寒凉，专务清热，既无汗、吐、下之能，焉能使邪从窍而出？是忘其本，徒治其标，何异于小儿捕影？

行邪、伏邪之别

凡邪所客，有行邪，有伏邪，故治法有难有易，取效有迟有速。所谓行邪者，如正伤寒始自太阳，或传阳明，或传少阳，或自三阳入胃，如行人经由某地，本无根蒂，因其漂浮之势，病形虽重，若果在经一汗而解，若果传胃一下而愈，药到便能获效。所谓伏邪，如瘟疫之邪，伏于膜原，如鸟栖巢，如兽藏穴，营卫所不关，药石所不及。至其发也，邪毒渐张，内侵于腑，外淫于经，营卫受伤，诸证渐显，然后可得而治之。方其浸淫之际，邪毒尚在膜原，此时但可疏利，使伏邪易出。邪毒既离膜原，乃观其变，待其或出表，或入里，然后可导邪使出，邪尽方愈。初发之时，毒势渐张，莫之能御，其时不唯不能即疗，而病证日唯加重。病家见证日增，即欲更医，医家不解，亦自惊疑。竟不知先时感受邪甚则病甚，邪微则病微。病之轻重，非关于医；人之生死，全赖于药石。故谚曰："伤寒莫治头，劳怯莫治尾。"若果正伤寒，初受于肌表，不过在经之浮邪，一汗即解，何难治之有？此言盖指瘟疫而设也。所以疫邪方张之际，势不可遏，但使邪毒速离膜原便是，治法全在后段工夫。识得表里虚实，更详轻重缓急，投剂不致差谬，如是可以万举万全，即使感受之最重者，按法治之，必无殒命之理。若夫久病枯削，酒色耗竭，耆耄风烛者，此等已是天真几绝，更加瘟疫，自是难支，又不可同日而语矣。

质曰，扁鹊尝曰："病入骨髓者，虽司命不可如之何。"今吴氏曰："即使感受之最深者，按法治之，必无殒命之理。"其说可疑，盖又豪杰气魄。

应下诸证

舌白苔

渐变黄苔。

邪在膜原，舌上白苔。邪在胃家，舌上黄苔，苔老变为沉香色也。白苔未可下，黄苔宜下。

质曰：以下六条，审舌苔，以辨病之轻重及邪之所着，盖发明前贤所未言，以为后学之针车也。其功亦巨矣。

舌黑苔

邪毒在胃，熏腾于上，而生黑苔。有黄苔老而变焦色者，有津液润泽作软黑苔者，有舌上干燥作硬黑苔者，下后二三日黑皮自脱。又有一种舌上俱黑而无苔，此经气，非下证也。妊娠多见此，阴证亦有此，并非下证。下后里证去，舌尚黑者，苔皮未脱也，不可再下，务在有下证方可下。舌上无苔，况无下证，误下舌反见离离黑色者危，急当补之。

舌芒刺

热伤津液，此疫毒之最重者，急当下。老人微疫无下证。舌上干燥易生苔刺，用生脉散，生津润燥，芒刺自去。

舌裂

日久失下，血液枯极，多有此症。以热结旁流，日久不治，在下肠。则津液消亡，在上胃。则邪火毒炽，亦有此证。急下之，裂自满。

舌短　舌硬　舌卷

皆邪气胜，真气亏，急下之，邪毒去，真气回，舌自舒。

质曰：舌短、舌硬、舌卷，此三者，亦有虚实之分，宜审之。

白砂苔

舌上白苔，干硬如砂皮，一名水晶苔，乃自白苔之时，津液干燥，邪虽入胃，不能变黄，宜急下之。若白苔润泽者，邪在膜原也，邪微苔亦微，邪气盛，苔如积粉，满布其舌，犹未可下。久而苔色不变，别有下证，服三消饮，次早舌即变黄。

唇燥裂　唇焦色　唇口皮起　口臭　鼻孔如烟煤

胃家热，多有此症，固当下。唇口皮起，仍用别证互较。鼻孔煤黑，疫毒在胃，下之无辞。

质按：唇燥裂、焦色、唇口皮起，此三者，或有不可下者，不可概为下证也。口臭可吐者多。

口燥渴

更有下证者，宜下之。下后邪去胃和，渴自减。若服花粉、门冬、知母，冀其生津止渴，殊谬。若大汗，脉长洪而渴，未可下，宜白虎汤，汗更出，身凉渴止。

目赤　咽干　气喷如火　小便赤黑，涓滴作痛　小便极臭

扬手掷足　脉沉而数

皆为内热之极，下之无辞。

质曰：咽干有虚实之分，宜审之。

潮热　谵语

邪在胃有此症，宜下。然又有不可下者，详载"似里非里""热入血室""神虚谵语"三条之下。

善太息

胃家实，呼吸不利，胸膈痞闷，每欲引气下行，故然。

心下满　心下高起如块　心下痛　腹胀满　腹痛按之愈痛　心下胀痛

以上皆胃家邪实，内结气闭，宜下之，气通则已。

头胀痛

胃家实，气不下降，下之头痛立止。若初起头痛，

别无下证者，未可下。

小便闭

大便不通，气结不舒；大便行，小便立解。误服行气利水药无益。

大便闭　转屎气极臭

更有下证，下之无辞，有血液枯竭者，无表里证，为虚燥，宜蜜煎导及胆导。

大肠胶闭　协热下利　热结旁流

并宜下。详见"大便"条下。

四逆　脉厥　体厥

并属气闭，阳气郁内，不能四布于外，胃家实也。宜下之，下后反见此症者，为虚脱，宜补。

质曰：以上三章，有阴证，有阳证；又有痧证，有食伤积聚、蛔厥、脏厥，宜审之。

发狂

胃家实，阳气盛也，宜下之。有虚烦似狂，有因欲汗作狂，并详见本条，忌下。

应补诸证

向谓伤寒无补法者，《和剂局方·许洪·指南总论》说。盖伤寒时疫，均是客邪。然伤于寒者，不过风寒，乃天地之正气，尚嫌其填实而不可补。今感疫气者，乃天地之毒气，补之则壅裹其毒，邪火愈炽，设误补之，为害尤甚于伤寒，此言其常也。及言其变，则又有应补者。或日久失下，形神几脱，或久病先亏，或先受大劳，或老人枯竭，皆当补泻兼施。设因行而增虚证者，宜急峻补。虚证散在诸篇，此不再赘。虚证稍退，切忌再补。详见"前虚后实"，补后虚证不退，及加变证者危。下后虚证不见，乃臆度其虚，辄用补剂，法所大忌。凡用补剂，本日不见佳处，即非应补。盖人参为益元气之极品，开胃气之神丹，下咽之后，其效立见。若用参之后，元气不回，胃气不转者，勿谓人参之功不捷，盖因投之不当耳。急宜另作主张。若恣意投之，必加变证，加而更投之者死。

质按：吴氏谓人参下咽，其效立见，是本因下之，元气暴夺者耳。若夫久虚以渐者，岂得如此效捷耶！

论阴证世间罕有

伤寒阴阳二证，方书皆以对待言之。凡论阳证，即继之以阴证，读者以为阴阳二证世间均有之病，所以临诊之际，先将阴阳二证在于胸次，往来踌躇，最易致误。甚有不辨脉证，但窥其人多蓄少艾，《孟子》曰："知好色则慕少艾。"《尔雅》云："少艾，美好也。"或适在妓家，或房事后得病，或病适至行房，医问及此，便疑为阴证。殊不知病之将至，虽僧尼寡妇，室女童男，旷夫阉宦，亦皆有之，与房欲何与焉？即使多蓄少艾，频宿娼妓，房事后适病，病适至行房，此际偶值病邪发于膜原，气壅火郁，未免发热，到底终是阳证，与阴证何与焉？况又不知阴证实乃世间罕有之证，而阳证似阴者何日无之。究其所以然者，盖不论伤寒、瘟疫，传入胃家，阳气内郁，不能外布，即便四逆，所谓阳厥是也。又曰：《伤寒论·厥阴篇》。"厥微热亦微，厥深热亦深。"其厥深者，甚至冷过肘膝，脉沉而微，剧则通身冰冷，脉微欲绝。虽有轻重之分，总之为阳厥。因其触目皆是，苟不得其要领，于是误认者良多。况且瘟疫每类伤寒，苟不得要领，最易混淆。夫瘟疫，热病也，从无感寒，阴自何来？一也；治瘟疫数百人，才遇二三正伤寒，二也；及治正伤寒数百人，才遇二三真阴证，三也。前后统论，苟非历治多人，焉能一见阴证，岂非世间罕有之病耶？观今伤寒科盛行之医，压数年间，或偶得遇一真阴证者有之。由之观是，又何必才见伤寒便疑阴证，况多瘟疫又非伤寒者乎？

质按：吴氏所谓瘟疫，即长沙阳明病，固无阴证，然因误汗、误下，阳气脱者，适有见阴证。

论阳证似阴

凡阳厥，手足皆冷，或冷过肘膝，甚至手足指甲皆青黑，剧则遍身冰冷如石，血凝青紫成片，或六脉无力，或脉微欲绝，以上脉证，悉见纯阴，犹以为阴证，何也？及审内证，气喷如火、龈烂口臭、烦渴谵语、口燥舌干、舌苔黄黑或生芒刺、心腹痞满、小腹疼痛、小便赤涩、涓滴作痛，非大便燥结，即大肠胶闭，非协热下利，即热结旁流，以上内三焦悉见阳证，所以为阳厥也。粗工不察内多下证，但见表证，脉体纯阴，误投温剂，祸不旋踵。凡阳证似阴证者，瘟疫与正伤寒通有之。其有阴证似阳者，此正伤寒家事，在瘟疫无有此证，故不附载。详见《伤寒实录》。瘟疫阳证似阴者，始必由膜原，以渐传里，先几日发热，以后四肢逆冷。伤寒阳证似阴者，始必由阳经发热，脉浮而数，邪气自外渐次传里，里气壅闭，脉体方沉，乃至四肢厥逆，盖非一日矣。其真阴者，始则恶寒而不发热，其脉沉细，当即四肢逆冷，急投附子回阳，二三日失治即死。捷要辨法：凡阳证似阴，外寒而内必热，故小便血赤。凡阴证似阳者，格阳之证也，上热下寒，故小便清白。但以小便赤白为据，以此推之，万不失一。

质按，长沙曰："病有发热恶寒者，发于阳也；无热恶寒者，发于阴也。"又曰："小便色白者，少阴病形具。"吴氏盖本于此，然是谓其常也，至于言其变，有"少阴病，始得之，反发热"云云之类，不可固执也。

舍病治药

尝遇微疫，医者误进白虎汤数剂，续得四肢厥逆，病势转剧，更医，谬指为阴证，投附子汤病愈。此非治病，实治药也。虽误病原，药则偶中。医者之庸，病者之福也。盖病本不药自愈之证，因连进白虎寒凉彪悍，抑遏胃气，以致四肢厥逆，疫邪强伏，故病增剧，今投温剂，胃气通行，微邪流散，故愈。若果直中无阳，阴证误投白虎，一剂立毙，岂容数剂耶？

舍病治弊

一人感疫，发热烦渴，思饮冰水。医者以为凡病须忌生冷，禁止甚严。病者苦索勿与，遂至两目火迸，咽喉焦燥，不时烟焰上腾，昼夜不寐，目中见鬼无数，病剧苦甚，自谓但得冷饮一滴下咽，虽死无恨。于是乘隙匍匐窃取井水一盆，置之枕旁。饮一杯，顿觉清亮；二杯，鬼物潜消；三杯，咽喉声出；四杯，筋骨舒畅。饮至六杯，不知盏落枕旁，竟而熟睡。俄而，大汗如雨，衣被湿透，脱然而愈。盖因其人瘦而多火，素禀阳脏，始则加之以热，经络枯燥，既而邪气传表，不能作正汗而解，误投升散，则病转剧。今得冷饮，表里和润，所谓除弊便是兴利，自然汗解宜矣。更有因食、因痰、因寒剂而致虚陷，疾不愈者，皆当舍病治弊。以此类推，可以应变于无穷矣。

论轻疫误治每成痼疾

凡客邪皆有轻重之分，唯疫邪感受轻者，人所不识，往往误治而成痼疾。假令患痢，昼夜无度，水谷不进，人皆知其为痢也。其有感之轻者，昼夜虽行四五度，饮食如常，起居如故，人亦知其轻痢，未尝误以他病治之者，凭有积滞耳。至于瘟疫感之重者，身热如火、头痛身痛、胸腹胀满、苔刺谵语、斑黄狂躁，人皆知其危疫也。其有感浅者，微有头疼身痛，午后稍有潮热，饮食不甚减，但食后或觉胀满，或觉恶心，脉微数，如是之疫，最易误认。即医家素以伤寒、瘟疫为大病，今因证候不显，多有不觉其为疫也。且人感疫之际，来而不觉，既感不知，最无凭据。又因所感之气薄，今发时证不甚现，虽有头痛身痛，况饮食不绝，力可徒步，又焉得而知其疫也？病人无处追求，每每妄诉病原，医家不善审察，未免随情错认。有如病前适遇小劳，病人不过以此道其根由，医家不辨是非，便引东垣劳倦伤脾，元气下陷，乃执"甘温除大热"之句，《脾胃论》"饮食劳倦所伤，为热中论"云云。随用补中益气汤，壅补其邪，转壅转热，转热转瘦，转瘦转补，多至危殆。或有妇人患此，适逢产后，医家便认为阴虚发热，血虚身痛，遂投四物汤及地黄丸，泥滞其邪，则迁延日久，病邪益固，邀遍女科，无出滋养阴血，屡投不效，复更凉血通瘀，不知原邪仍在，积热自是不除，日渐尪羸，终成废痿。凡人未免七情劳郁，医者不知为疫，乃引丹溪"五火相扇"之说，详于《格致余论》相火之论。或指为心火上炎，或指为肝火冲击，唯类聚寒凉，冀其直折，而反凝注其邪，徒伤胃气。疫邪不去，瘀热何清？延至骨立而毙。或有宿病淹缠，适逢微疫，未免身痛发热，医家、病家同认为病加重，仍用前药加减，有妨于疫，病益加重，至死不觉者，如是种种，难以尽述。

质曰：凡物微则难辨，大则易知，岂独疫哉！故曰：能见日月，不足为明；能闻雷霆，不足为聪。此以君子慎其微矣。

肢体浮肿

时疫潮热而渴，舌黄身痛，心下满闷，腹时痛，脉数，此应下之证也。外有通身及面目浮肿，喘急不已，小便不利，此疫兼水肿，因三焦壅闭，"妄投破气药论"云："表里，上、中、下三焦皆阻。"又曰："一窍通，诸窍皆通。大关通，而百关尽通也。"水道不行也，但治其疫，水肿自已，宜小承气汤。向有单腹胀而后疫者，治在疫。若先年曾患水肿，因疫而发者，治在疫，水肿自愈。病人通身浮肿，下体益甚，脐凸，阴囊及阴茎肿大色白，小便不利，此水肿也。继又身大热，午后益甚，燥渴，心下满闷，喘急，大便不调，此又加疫也。因下之，下后胀不除，反加腹满，宜承气加甘遂二分，弱人量减。盖先肿胀，续得时疫，此水肿兼疫，大水在表，微疫在里也，故并治之。时疫愈后数日，先自足浮肿，小便不利，肿渐至心腹而喘，此水气也，宜治在水。时疫愈后数日，先自足浮肿，小便如常，虽通身浮肿而不喘，别无所苦，此气复也。盖血乃气之依归，气先血而生，无所归依，故暂浮肿，但静养，节饮食，不药自愈。时疫身体羸弱，言不足以听，气不足以息，得下证少与承气，下证稍减，更与之，眩晕欲死，盖力不足以胜也。绝谷期月①，稍补则心腹满闷，攻不可，补不可，守之则元气不鼓，余邪沉匿膜原，日唯水饮而已，以后心腹忽加壅满烦冤者，向来沉匿之邪，方悉分传于表里也，宜承气养荣汤，一服病已。设表肿未除，宜微汗之，自愈。时疫得里证失下，以致面目浮肿及肢体微肿，小便自利，此表里气滞，非兼水肿也，宜承气下之，里气一疏，表气亦顺，浮肿顿除。或见绝谷期月，指为脾虚发肿，误补必剧，妊娠更多此证，治法同前，则子母俱安，但当少与，慎无过剂。共七法。

服寒剂反热

阳气通行，温养百骸；阳气壅闭，郁而为热。且夫人身之火，无处不有，无时不在，但喜通达耳。不论脏腑经络，表里上下，血分气分，一有所阻，即便发热，是知百病发热，皆由于壅郁。而火郁又根于气，气常灵而火不灵，火不能自运，赖气为之运，所以气升火亦升，气降火亦将，气行火亦行，气若阻滞，则火屈曲，唯是屈曲，热斯发矣，是气为火之舟楫也。

---

① 期月：指整月或整年，来自《礼记·中庸》和《论语·子路》。

今疫邪透出于膜原，气为之阻，时欲到胃，是求伸而未能遽达也。今投寒剂，抑遏胃气，气益不伸，火更屈曲，所以反热也。往往服芩、连、知、柏之类，病人自觉反热，其间偶有灵变者，但言我非黄连证，亦不知其何故也。终以寒凉清热，热不能清，竟置弗疑，服之反热，全然不悟，虽至白首，终不究心，悲夫！

知　一

邪之着人，如饮酒然。凡人醉酒，脉必洪数，气高身热，面目俱赤，乃其常也。及言其变，各有不同，有醉后妄言、妄动，醒后全然不知者；有虽沉醉而神思终不乱者；有醉后应面赤而反刮白者；应痿弱而反刚强者；应壮热而反恶寒而战栗者；有易醉而易醒者；有难醉而难醒者；有发呼欠及嚏喷者；有头眩眼花及头疼者，态度百出。总因其气血虚实之不同，脏腑禀赋之各异，更兼过饮、小饮之别，考其情状，各自不同，至于醉酒则一也，及醒诸态如失。凡人受疫邪，始则昼夜发热，日晡益甚，头疼身痛，舌上白苔，渐加烦渴，乃众人之常也。及言其变，则各自不同，或纯纯发热；或发热而兼凛凛；或先凛凛而后发热；或以后渐渐寒少而热多，以至纯热者；或昼夜发热者；或但潮热，余时稍缓者。或呕，或吐；或咽喉干燥；

或痰涎涌甚者。有从外解者，或战汗，或狂汗，或自汗，或盗汗，或发斑；有从内传者，或胸膈痞闷，或心腹胀满，或心痛腹痛，或胸胁痛，或大便不通，或前后癃闭，或协热下利，或热结旁流。有黄苔黑苔者，有口燥舌裂者，有舌生芒刺、舌色紫赤者，有鼻孔如烟煤者，有发黄、发疹及蓄血、吐血、衄血、大小便血、汗血、嗽血、齿衄血，有发颐、疙瘩疮者，有首尾能食者，有绝谷一两月者，有渐消者，有无故善反复者，有愈后渐加饮食如旧者，有愈后饮食胜常二三倍者，有愈后退爪脱发者。至论恶症，口噤不能张、昏迷不识人、足屈不能伸、唇口不住牵动、手足不住振战、直视、圆睁、目瞑、上视、口张、声哑、舌强、舌短、遗尿、遗粪、项强发痉、手足俱痉、筋惕肉瞤、循衣摸床、撮空理线等症，种种不同。因其气血虚实之不同，脏腑禀赋之有异，更兼感重、感轻之别，考其症候，各自不同，至受邪则一也，及邪尽诸症如失。所谓"知其一，万事毕"庄子云："通于一而万事毕。""知其要者，一言而终；不知其要者，流散无穷"，《素问·至真要大论》语。此之谓也。以上止举一气，因人而变。至有岁气稍有不同者，有其年众人皆从自汗而解者，更有其年众人皆从战汗而解者，此又因气而变，余证大同小异，皆疫气也。至又杂气为病，一气自成一病，每病各又因人而变。统而言之，其变不可胜言矣，医者能通其变，方为尽善。

四损不可正治

凡人大劳、大欲及大病、久病后，气血两虚，阴阳并竭，名为四损。当此之际，忽又加疫，邪气虽轻，并为难治，以正气先亏，邪气自陷。故谚有云："伤寒偏死下虚人。"陶节庵《伤寒全成集》。正谓此也。盖正气不胜者，气不足以息，言不足以听，或欲言而不能，感邪虽重，反无胀满痞塞之证，误用承气，不剧即死，以正气愈损，邪气愈伏也。若真血不足者，面色萎黄，唇口刮白，或因吐血崩漏，或因产后亡血过多，或因肠风脏毒所致。感邪虽重，面目反无阳色，误用承气速死，以营血愈消，邪气益加沉匿也。若真阳不足者，或四肢厥逆，或下利清谷，肌体恶寒，恒多泄泻，至夜益甚，或口鼻冷气。感邪虽重，反无发热、燥渴、苔刺等症，误用承气，阳气愈消，阴凝不化，邪气留而不行，轻则渐加委顿，挫伤，折坏也。重则下咽立毙。若真阴不足者，自然五液干枯，肌肤甲错。感邪虽重，应汗无汗，应厥不厥。误用承气，病益加重，以津液枯涸，邪气涩滞，无能输泄也。

凡遇此等，不可以常法正治，当从其损而调之。调之不愈者，稍以常法治之。治之不及者，损之至也。

是故一损、二损，轻者或可挽回，重者治之无益。乃至三损、四损，虽卢扁，扁鹊，人称卢医。亦无所施矣。良以枯魄独存，化源已绝，不复滋生矣。

劳复、食复、自复

疫邪已退，脉证俱平，但元气未复，或因梳洗沐浴，或因多言妄动，遂至发热，前证复起，唯脉不沉为辨，此为劳复。盖气为火之舟楫，今则真气方长，劳而复折，真气既亏，火亦不前。如人欲济，舟楫已坏，其可渡乎？是火也，某经气陷，则火随陷于某经，陷于经络则为表热，陷于脏腑则为里热，虚甚热甚，虚微热微。治法轻则静养可复，重则大补气血，候真气一回，血脉融和，表里通畅，所陷之火，随气输泄，自然热退，而前证自除矣。若误用承气及寒凉剥削之剂，变证蜂起，卒至殒命，宜服安神养血汤。若因饮食所伤者，或吞酸作嗳，或心腹满闷而加热，此名食复。轻则损谷自愈，重则消导方愈。若无故自复者，以伏邪未尽，此名自复。当问前得某证，所发亦某证，稍与前药，以撤其余邪，自然获愈。

安神养血汤

茯苓　枣仁　当归　远志　桔梗　芍药　地黄
陈皮　甘草

加龙眼肉，水煎服。

感冒兼疫

疫邪伏而未发，因感冒风寒，触动疫邪，相继而发。既有感冒之因由，复有风寒之脉证，先投发散，一汗而解。一二日续得头疼身痛，潮热烦渴，不恶寒，此风寒去，疫邪发也，以疫法治之。

疟疫兼证

疟疾二三发，或七八发后，忽然昼夜发热，烦渴不恶寒，舌上苔刺，心腹痞满，饮食不进，下证渐具，此瘟疫著，疟疾隐也，以疫法治之。瘟疫昼夜纯热，心腹痞满，饮食不进，下后脉静身凉，或间日，或每日，时恶寒而后发热如期者，此瘟疫解，疟邪未尽也，以疟法治之。

温疟

凡疟者，寒热如期而发，余时脉静身凉，此常疟也，以疟法治之。设传胃者，必现里证，名为温疟。以疫法治者生，以疟法治者死。里证者下证也，下后里证除，寒热独存者，是瘟疫减，疟证在也。疟邪未去者宜疏，邪去而疟势衰者宜截，疟势在而挟虚者宜补，疏以清脾饮，截以不二饮，补以四君子。方见"疟"门。仍恐杂乱，此不附载。

疫痢兼证

下痢脓血，更加发热而渴，心腹痞满，呕而不食，此疫痢兼证，最为危急。夫疫者胃家事也。盖疫邪传胃，十常八九。既传入胃，必从下解。疫邪不能自出，必借大肠之气传送而下，而疫方愈。夫痢者，大肠内事也。大肠既病，失其传送之职，故正粪不行，纯乎下痢脓血而已，所以向来谷食停积在胃，直须大肠邪气退而胃气通行，正粪方能自此而下。今大肠失职，正粪尚自不行，又何能与胃载毒而出？毒气既不前，羁留在胃，败坏真气。在胃一日有一日之害，一时有一时之害。耗气搏血，神脱气尽而死。凡遇疫痢兼证者，治在痢尤为吃紧。疫痢俱急者，宜槟芍顺气汤，诚为一举两得。

槟芍顺气汤

专治下痢频数，里急后重，兼舌苔黄，得疫之里证者。

槟榔　芍药　枳实　厚朴　大黄

生姜煎服。

质曰：里急者，腹里急痛之略也；后重者，肛重也。《战国策》云："宁为鸡口，不为牛后。"后读为肛，可征。言谷道夯闷，如重坠也，长沙谓之"下重"，盖以谷道燉肿，令然也。

妇人时疫

妇人伤寒时疫，与男子无二，唯经水适断适来，及崩漏、产后，与男子稍有不同。夫经水之来，乃诸经血满，归注于血室，下泄为月水。血室者，一名血海，即冲、任脉也，为诸经之总任。经水适来，疫邪不入于胃，乘势入于血室，故夜发热谵语。盖卫气昼行于阳，不与阴争，故昼则明了；夜行于阴，与邪相搏，故夜则发热谵语。至夜但发热而不谵语者，亦为热入血室。因有轻重之分，不必拘于谵语也。经曰："无犯胃气及上二焦，必自愈。"胸膈并胃无邪，勿以谵语为胃实而妄攻之，但热随血下，故自愈。若有如结胸状者，血因邪结也，当刺期门以通其结，以柴胡汤治之，不若刺者功捷。经水适断，血室空虚，其邪乘势传入，邪胜正亏，经气不振，不能鼓散其邪，为难治。且不从血泄，邪气何由即解？与适来者，有血虚、血实之分，宜柴胡养荣汤。新产亡血过多，冲任空虚，与夫素善崩漏，经气久虚，皆能受邪，与经水适断同法。

质曰：吴氏以血室为任冲脉者，非也。按：《金匮》"大黄甘遂汤"条曰："妇人小腹满，如敦音对，盛黍稷器，上狭下丰。镂以波文。状，是生后者，水与血俱结在血室。可见血室即子宫矣。夫月三十日而为盈虚，经亦三十日而满损，上应于月，故谓之月水。《素问》云："地有十二经水，人有十二经脉。"又云："女子二七天癸通，经水始下，七七阴道绝，经水断矣。"盖癸为水，故谓之经水也。夫妇人与男子不同者，不特有经水之变，崩漏、产后之异也。盖以其筋脉软弱，经气不奋，不能鼓散其邪而速使分离。动过期为坏证，医务在促分离也。经水适来、适断者，不止所谓热入血室之证，多变不食病，吐涎腥臭，连绵不止，或胸膈烦闷，或咽喉窒塞，颈项强急，眼花耳聋，身热不去，小便赤少，或喜怒如狂，或懵昧如痴，是皆邪气未尽，更加子宫之病也。其治在子宫，兼治胃。荏苒不愈，已经二旬者，虽热除而脉迟，肌肉不消，色脉不乱，为难治。若至吐清冷透彻，状如牛涎，不可绝断之物，虽司命不可如之何矣。期门穴，在乳下一寸五分，刺之勿使针直立，恐伤胸膜也。须以指头，撮起肌肉，循其脉理而斜刺之。针入一二分，见血即效矣。凡热病之可刺者，其证虽多端，要之热实而无汗者，是由其气血凝泣，或运行太过也。不论证之表里，不问脉之虚实，须放尺泽而去血，是达其郁也。其郁一达，正气得从而畅。汗出而热减，邪气从此而衰，药亦易取效，至期划然愈，必不可少之术也。去血多少，虽随其人之虚实，率以六十钱为准，多则虚难复，少则邪不衰。邪实势急，血虚病缓，缓者易治，急者难救，与其少宁多。

妊娠时疫

　　孕妇时疫，设应用三承气汤，须随证施治，慎毋惑于参、术安胎之说。病家见用承气，先自惊疑，或更左右嘈杂，必致医者掣肘，为子母大不祥。若应下之证，反用补剂，邪火壅郁，热毒愈炽，胎愈不安，耗气搏血，胞胎何赖？是以古人有悬钟之喻，王慈溪《明医杂著·妇人半产论》。梁腐而钟未有不落者。唯用承气，逐去其邪，火毒消散，炎熇顿为清凉，气回而胎自固。用当其证，反见大黄为安胎之圣药，历治历当，子母俱安。若腹痛如锥，腰痛如折，此时未堕欲堕之候，服药亦无及矣，虽投承气但可愈疾而全母。昧者以为因服承气胎堕，必反咎于医也。或诘其故，余曰："妊娠结粪瘀热，肠胃间事也。胎附于脊，胃肠之外，子宫内事也。药先到胃，瘀热才通，胎气始得

— 173 —

舒养，是以兴利除害于顷刻之间，何虑之有？但投药之际，病衰七八，余邪自愈，慎勿过剂耳！"凡孕妇时疫，万一有四损者，不可正治，当从其损而调之，产后同法。非其损而误补，必死。"四损"详见前"应补诸证"条后。

小儿时疫

凡小儿感冒风寒、疟痢等证，人所易知，一感时疫，人所难窥，以致错误者多。盖由幼科专于痘疹、吐泻、惊、疳并诸杂症，在伤寒时疫，则略而未常究心，一也。古人称幼科为哑科，盖小儿不能尽罄所苦以告师，师又安能悉乎问切之义，所以但知其身热，不知其头疼身痛也。但知不思乳食，心胸膨胀，疑其内伤乳食，安知其疫邪传胃也？但见呕吐恶心、口渴下利，以小儿吐泻为常事，以安知其协热下利也？凡此，何暇致思为时疫，二也。小儿赋质娇怯，筋骨柔脆，一染时疫，延挨负重也。失治，即便二目上吊，不时惊搐，肢体发痉，十指钩曲，甚则角弓反张，必延幼科，正合渠①平日学习见闻之证，多误认为慢惊风，遂投抱龙丸，竭尽惊风之剂，转治转剧，因见不啼不

---

① 渠：方言，他。

语，又将神门、手少阴心经，在掌后兑骨端，动脉陷中。主小儿惊痫。眉心《证治准绳》小儿急惊，灸两眉心及人中。乱灸，艾火虽微，内攻甚急，两阳相搏，如火加油，红炉添炭，死者不可胜针，深为痛悯。今凡遇疫毒流行，大人皆染，小儿岂独不染耶？所受之邪则一，但因其气血筋骨柔脆，故所现之证为异耳，务宜求邪以治，故用药与大人仿佛。凡五六岁以上者，药当减半，二三岁者，四分之一可也。又，肠胃柔脆，少有差误，为祸更速，临证尤宜加慎。

小儿太极丸

天竺黄五钱，今真物稀，以蜊蛄石代用　　胆星五钱　大黄三钱　麝香三分　冰片三分　僵蚕三钱

上为细末，端午日午时修合，糯米饭杵为丸，如芡实，朱砂为衣。凡遇疫证，姜汤化下一丸，神效。

主客交浑为痼疾

凡人向有他证尫羸，或久疟，或内伤瘀血，或吐血、便血、咳血，男子遗精、白浊，精气枯涸，女人崩漏、带下，血枯经闭之类，以致肌肉消烁，邪火独存，故脉近于数。此际稍感疫气，医家、病家见其谷食暴绝，更加胸膈痞闷，身疼发热，彻夜不寐，指为原病加重，误以绝谷为脾虚，以身痛为血虚，以不寐

为神虚，遂投参、术、归、地、茯神、枣仁之类，愈进愈危。知者稍以疫法治之，发热减半，不时得睡，谷食稍进，但数脉、身热不去，肢体时疼，胸胁锥痛，过期不愈。医以杂药频试，补之则邪火愈炽，泻之则损脾坏胃，滋之则胶邪愈固，散之则经络益虚，疏之则精气愈耗，守之则日削近死。盖但知其伏邪已溃，表里分传，里证虽除，不知正气衰微，不能托出表邪。表邪留而不去，因与血脉合而为一，结为痼疾也。肢体时疼者，邪与荣气搏也；脉数、身热不去者，邪火并郁也；肋下锥痛者，火邪结于膈膜也；过期不愈者，凡疫邪交卸，近在一七，远在二七，甚至三七，过此不愈者，因失其治，不为坏证即为痼疾也。夫痼疾者，所谓客邪胶固于血脉，主客交浑，最难得解，久而愈锢，治法当乘其大肉未消，真元未败，急用三甲散，多有得生者。更附加减法，随其平素而调之。

三甲散

鳖甲　龟甲并用，酥炙黄为末，各一钱。如无酥，各以醋炙代之　穿山甲土炒黄，为末，五分　蝉蜕洗净，炙干，五分　僵蚕白硬者切断，生用，五分　牡蛎煅为末，五分，咽燥者斟酌用　䗪虫三个，干者劈碎，鲜者捣烂和酒少许，取汁入汤药同服，其渣入诸药同煎

白芍酒炒，七分　当归五分　甘草三分

水二盅，煎八分，沥渣温服。若素有老疟或瘅疟

者，加牛膝一钱、何首乌一钱，胃弱欲作泻者，宜九蒸九晒。若素有郁痰者，加贝母一钱。有老痰者，加栝楼霜五分，善呕者勿用。若咽干作痒者，加花粉、知母各五分。若素燥嗽者，加杏仁捣烂一钱五分。若素有内伤瘀血者，倍䗪虫，若无，以干漆炒烟尽为度，研末五分，及桃仁捣烂一钱代之。服后病减半勿服，当尽调理法。

调理法

凡人胃气强盛，可饥可饱，若久病之后，胃气薄弱，最难调理。盖胃体如灶，胃气如火，谷食如薪，合水谷之精微，升散为血脉者如焰，其糟粕下转为粪者如烬。是以灶大则薪多火盛，薪断而余焰犹存，虽薪从续而火亦燃。若些小铛釜，只宜薪数茎，稍多则壅灭，稍断则火绝矣。死灰而求复燃，不亦难乎！若夫大病之后，客邪新去，胃口方开，几微之气，所当接续，多与、早与、迟与，皆非所宜，宜先与粥饮，次糊饮，次糜粥，次软饭，循序渐进，先后勿失其时。当设炉火，昼夜勿令断绝，以备不时之用。思谷即与，稍缓则胃饥如灼，再缓则胃气伤，反不思食矣。既不思食，若照前与之，虽食而弗化，弗化则伤而又伤。若不幸为食复者，当如初进法，若更多与，及食黏硬之物，胃气壅甚，必胀满难支。若气绝谷存，乃至反复颠倒，形神俱脱而死矣。

质曰：气绝谷存者，长沙所谓"除中"之证也。

统论疫有九传治法

夫疫之传有九，然亦不出乎表里之间而已矣。所谓九传者，病人各得其一，非谓一病人而有九传也。盖瘟疫之来，邪自口鼻而感，入于膜原，伏而未发，不知不觉。已发之后，渐加发热，脉洪而数，此众所同，宜达原饮疏之。继而邪气一离膜原，察其传变，众人有不同者，以其表里各异耳。有但表而不里者，有但里而不表者，有表而再表者，有里而再里者，有表里分传者，有表里分传而再分传者，有表胜于里者，有里胜于表者，有先表而后里者，有先里而后表者，凡此九传，其病则一，医者不知九传之法，不知邪之所在，如盲者之不任杖，聋者之听宫商，无音可求，无路可适。未免当汗不汗，当下不下，或颠倒误用，或寻枝摘叶，但治其证，不治其邪，同归于误一也。

所言但表而不里者，其症头疼身痛，发热而复凛凛，内无胸满、腹胀等症，谷食不绝，不烦不渴。此邪外传，由肌表而出，或自斑消，或从汗解。斑则有斑疹、桃花斑、紫云斑之殊，汗则有自汗、盗汗、狂汗、战汗之异。此邪气使然，不必较论，但求得汗、得斑为愈。凡自外传者为顺，勿药亦能自愈。间有汗出不彻，而热不退者，宜白虎汤；斑出不透，而热不退者，宜举斑汤。有斑汗并行而愈者，若斑出不透，汗出不彻而热不除者，宜白虎合举斑汤。

间有表而再表者，邪发未尽，膜原仍有隐伏之邪，或二三日后、四五日后，依前发热，脉洪而数。及其解也，斑者仍斑，汗者仍汗而愈。未愈者，仍如前法治之，然亦稀有。至于三表者，更稀有也。

若但里而不表者，外无头痛身痛，继而亦无三斑四汗，唯胸膈痞闷，欲吐不吐，虽得少吐而不快。此邪传里之上，宜瓜蒂散吐之。邪从吐减，邪尽病已。若邪传里之中、下者，心腹胀满，不呕不吐，或大便燥，或热结旁流，或协热下利，或大肠胶闭，并宜承气辈导去其邪。邪减病减，邪尽病已。上、中、下皆病者，不可吐，吐之为逆，但宜承气导之，则在上之邪，顺流而下，呕吐立止，胀满渐除矣。

有里而再里者，愈后二三日或四五日，依前之症复发，在上者仍吐之，在下者仍下之。再里者乃常事，甚至有三里者，然亦稀有也。虽有上、中、下之分，皆为里证。

有表里分传者，始则邪气伏于膜原。膜原者，即半表半里也。此传法以邪气平分，半入于里则现里证，半出于表则现表证，此疫病之常事。然表里俱病，内外壅闭，既不得汗，而复不得下，此不可汗，而强求其汗，必不得汗，宜承气先通其里，里邪先去，邪去则里气通，中气方能达表。向者郁于肌肉之邪，乘势尽发于肌表，或斑或汗，宜随其势而升泄之。诸症悉去，既无表、里证而热不退者，膜原尚有未尽之邪也，宜三消饮调之。

有表里分传而再分传者，照前表里俱病，宜三消饮，复汗复下如前而愈，此亦常事。至于三发者，亦稀有之也。

有表胜于里者，膜原伏邪发时，传表之邪多，传里之邪少，何以治之？表证多而里证少，当治其表，里证兼之；若里证多而表证少也，但治其里，表证自愈。

有先表而后里者，始则但有表证而无里证，宜达原饮。有经证者，当用三阳加法。经证不显，但发热者，不用加法。继而脉洪大而数，自汗而渴者，是邪离膜原未能出表耳，宜白虎汤辛凉解散，邪从汗解，脉静身凉而愈。愈后二三日或四五日，依前发热，宜达原饮。至后加胸满腹胀、不思谷食、烦渴、舌上苔刺等症，加大黄微利之邪。久而不去，在上者，宜瓜蒂散吐之；在中、下者，宜承气汤导之。

有先里而后表者，始则发热，渐加里证，下之里证除。二三日内复发热，反加头疼、身痛、脉浮者，宜白虎汤汗之。服汤后不得汗者，因精液枯竭也，加人参温覆则汗解。

若大下后，若大汗后，表里之证悉去，继而一身尽痛，身如被杖，甚则不可反侧，周身骨寒而痛，非表证也，勿汗之，经气渐回，身痛自愈。详在"似表非表证"。

凡疫邪再表再里，或再表里分传者，医家不解，反责病家不善调理，以致反复；病家不解，每咎医家用药有误，致病复起。彼此归咎，胥失之矣。殊不知病势之所当然，绝非医家、病家之过，以膜原伏邪未尽故也。但得病者精神顽固，虽再三反复，可以随复随治而愈，唯虚怯者不宜耳。

间有延挨失治，或治之不得其法，热证日久不除，精神耗竭，嗣后更医，投承气，但将现在之邪拔去，因而得效。殊不知膜原尚有伏邪，一二日内，前证复起，反加循衣摸床、神思昏聩、目中不了了等症，且脉气渐萎，大凶之兆也。病家不咎于前医耽误时日，反咎于后医既生之而又杀之，良可叹也！当此之际，攻之则元气几微，是求速死，补之则邪火益炽，精气愈耗；守之则正不胜邪，必无生理矣。

正 名

《伤寒论》曰："发热而渴，不恶寒者为温病。"后人省"氵"加"疒"为"瘟"，即温也。如"病症"之"症"，后人省文作"证"，嗣后省"言"加"疒"为"症"。又如"滞下"，古人为"下利脓血"，盖以"泻"为"下利"，后人加"疒"为"痢"。要之，古无"瘟""痢""症"三字，盖后人之自为变易耳。不可因易其文，以温、瘟为两病，各指受病之原，乃指冬之伏寒，至春夏发为温热，又以非时之气为瘟疫，果尔，又当异证异脉，不然临治之际，何以知受病之不同也。设使脉证不同，病原各异，又当另立方论治法，今脉证无异，然则脉证治法又何立哉？枝节愈繁，而正意愈乱，学者未免有多歧之惑。夫温者热之始，热者温之终，温热首尾一体，故又为热病即温病也。又为疫者，以其延门阖户。又如"徭役"之"役"，众人均等之谓也。省文作"殳"加"疒"为"疫"。又为时疫、时气者，因其感时行戾气所发也，因其恶疠，又谓之疫疠，终于得汗而解，故燕冀名为汗病。此外，又有风温、湿温，即温病夹外感之兼证，名各不同，究其病则一。近世称疫者众，书以瘟疫名者，弗遗其言也。后以《伤寒例》及诸家所议，凡有关于瘟疫，其中多有误者，恐致惑于来学，悉采以正焉。

质曰：吴氏谓温者热之始，热者温之终，温热首尾一体，热病即温病也。是犹谓儿者翁之始，翁者儿之终，翁儿一人，翁即儿也，使人喷饭。

《伤寒例》 正误

《阴阳大论》云："春气温和，夏气暑热，秋气清凉，冬气冷冽，此则四时正气之序也。冬时严寒，万类深藏，君子固密，则不伤于寒。触冒之者，乃名伤寒耳。其伤于四时之气，皆能为病，以伤寒为毒者，以其最成杀厉之气也。中而即病者，名曰伤寒；不即病者，寒毒藏于肌肤，至春变为温病。至夏变为暑病，暑病者，热极重于温也。"

成成无己，金聊摄人，初注《伤寒论》。注《内经》曰："'先夏至日为病温，后夏至日为病暑。'温、暑之病，本于伤寒而得之。"

按：十二经络与夫奇经八脉，无非营卫气血，周布一身而营养百骸。是以天真元气，无所不在，不在则麻木不仁；造化之机，无刻不运，不运则颠倒仆绝。然风、寒、暑、湿之邪，与吾身之营卫，势不两立。一有所中，疾苦作矣；苟或不除，不危即毙。上文所言冬时严寒所伤，中而即病者为伤寒，不即病者，至春变为温病，至夏变为暑病。然风寒所伤，轻则感冒，重则伤寒。即感冒一证，风寒所伤之最轻者，尚尔头疼身痛、四肢拘急、鼻塞声重、痰嗽喘急、恶寒发热，当即为病，不能容隐。今冬时严寒所伤，非细事也，反能藏伏过时而发耶。更问：何等中而即病，何等中而不即病？何等中而即病者，头痛如破、身痛如杖、恶寒项强、发热如炙，或喘或呕，甚则发痉、六脉疾数、烦躁不宁，至后传变，不可胜言，仓卒失治，乃至伤生！何等中而不即病者，感则一毫不觉，既而延至春夏，当其已中之后，未发之前，饮食起居如常，神色声气，纤毫不异。其已发之证，势不减于伤寒。均系风寒，一者何其蒙懂，藏而不知；一者何其灵异，感而即发？同源而异流，天壤之隔，岂无说耶？既无其说，则知温之原，非所中伤寒矣。且言寒毒藏于肌肤之间，肌为肌表，肤为皮之浅者，其间一毫一窍，无非营卫经行所摄之地，即感冒些小风寒，尚不能稽留，当即为病，何况受严寒杀厉之气，且感于皮肤最浅之处，反能容隐者耶。以此推之，必无是事矣。凡治客邪大法，要在表里分明，所谓未入于腑者，邪在经也，可汗而已；即入于腑者，邪在里也，可下而已。果系寒毒藏于肌肤，虽过时而发，邪气犹然在表，治法不无发散，邪从汗解。后世治温热病者，若执肌肤在表之邪之说，一投发散，是非徒无益，而又害之矣。

质曰：吴氏谓营卫经行之地，无容隐寒毒之理者，此为张膜原说张本矣。凡病毒伏与人身，触气候而发者，亦不为少焉。夫伤寒、瘟疫，本只一而已矣。若谓无人身容隐寒毒之理，则温邪亦无伏藏之理，是以曰邪气伏于膜原耳。其说盖出与不得已矣。

凡病先有病因，方有病证，因证相参，然后始有病名，稽之以脉，而后可以言治。假令伤寒、中暑，各以病邪而立名，若言热证，尚可模糊，糊涂也，言不分明也。若以暑病为名，乃是香薷饮之证，彼此岂可相混！凡客病感邪之重者，则病甚，其热亦甚。感邪之轻者，则病轻，其热亦微，热之微甚，存乎感邪之轻重也。二三月及八九月，其时亦有病重，大热不止，失治而死者。五六月亦有病轻热微，不药而愈者。凡温病四时皆有，但仲夏感者多，春秋次之，冬时又次之，但可以时令分之多寡，不可以时令分热之轻重也。

是以辛苦之人，春夏多温热病，皆由冬时触寒所致，非时行之气也。凡时行者，春时应暖而反大寒，夏时应热而反大凉，秋时应凉而反大热，冬时应寒而反大温，此非其时而有其气，是以一岁之中，长幼之病多相似者，此则时行之气也。

然气候亦有应至而不至，或有未应至而至者，或有至而不去者，或有至而太过者，皆成病气也。

春温、夏热、秋凉、冬寒乃四时之常，因风雨阴晴稍为损益。假令春应暖而反多寒，其时必多雨。秋应凉而热不去者，此际必多晴。夫阴晴旱潦之不测，寒暑损益安可以为拘？此天地四时之常事，未必为疫。夫疫者，乃感天地之戾气也。夫戾气者，非寒、非暑、非暖、非凉，亦非四时交错之气，乃天地间别有一种戾气，多见于兵兵乱荒饥馑之岁。间岁亦有之，但不甚耳。上文所言，长幼之病多相似者，此则为时行之气，虽不言疫，疫之意寓是矣。殊不知四时之气，虽损益于其间，及其所感之病，终不离其本源。假令正二月应暖，偶因风雨交集，天气不能温暖而多春寒，所感之病，轻则为感冒，重则为伤寒。原从感冒伤寒法治之。但春寒之气，终不若冬时严寒杀厉之气为重，投剂不无有轻重之分，此即"应至而不至、至而不去"之谓也。又如八九月，适多风雨，偶有暴寒之气先至，所感之病，大约与伤寒仿佛。深秋之寒，终不若冬时杀厉之气为重，此即未应至而至。即冬时严寒倍常，是为至而太过，所感亦不过即病之伤寒耳。假令夏时多风雨，炎威少息，为至而不及。时多亢旱，烁石流金，出《楚辞》又《桩子》，大旱金石烁土山焦，盖言暑热酷也。为至而太过。太过则病甚，不及则病微。至于伤暑一也，其病与四时正气之序何异耶？治法无出于香薷饮而已。

其冬时有非节之暖，名曰冬温。

此即未应至而至也。按：冬伤于寒，至春变为温病，今又以冬时非节之暖为冬温。一感于冬寒，一感于冬温，一病两名，寒温悬绝，然则脉证治法又何似耶？夫四气乃二气之离合也，二气阴阳二气即一气太极一元之气之升降也，升极则降，降极则升，升降之极，为阴阳离。离则气亢，气亢则致病。亢气者，冬之大寒，夏之大暑也。将升不升，将降不降，为阴阳合，合则气和，气和则不致病。和气者即春之温暖，秋之清凉也。是以阴极而阳气来和，为温暖；阳极而阴气来和，为清凉，斯有既济《周易》水火既济之道焉。若夫春寒秋热，为冬夏之偏气，倘有触冒之者，因以为疾。若夏凉冬暖，转得春秋之和气，岂有因其和而反致疾者！所以但见伤寒中暑，未尝见伤温和而中清凉也。温暖清凉，未必为病，又乌可以言疫？

从春分以后至秋分节，天有暴寒者，此皆时行寒疫也。三四月，或有暴寒，其时阳气尚弱，为寒所折，病热犹轻；五六月，阳气已盛，为寒所折，病热为重；七八月，阳气已衰，为寒所折，病热亦微，其病与温及暑病相似，但有殊耳。

按：四时皆有暴寒，但冬时感严寒杀厉之气，名伤寒，为病最重，其余三时寒微，为病亦微。又，以三时较之，盛夏偶有些小风寒，所感之病更微矣。此则以感寒之重，病亦重而热亦重；感寒之轻，病亦轻而热亦轻。是重于冬而略于三时，至夏而又略之，此必然之理也。上文所言，三四月，阳气尚弱，为寒所折，病热犹轻；五六月，以其时阳气已盛，为寒所折，病热为重；七八月，其时阳气已衰，为寒所折，病热亦微。由是言之，可在冬时阳气潜藏，为寒所折，病热更微，此则反是夏时感寒为重，冬时感寒为轻，前后矛盾《韩非子·说难》语，言前后相反也。岂不于理大违乎？又，春、夏、秋三时，偶有暴寒所著，与冬时感冒相同，治法无二，但可名感冒，不当另立寒疫之名。若又以疫为名，殊类画蛇添足。《史记·楚世家》陈轸语。

诸家瘟疫正误

云岐子张璧："伤寒汗、下不愈，过经其病尚在而不除者，亦为瘟疫病也。"如太阳证，汗、下过经不愈，诊得尺、寸俱浮者，太阳温病也；如身热目痛不眠，汗、下过经不愈，诊得尺、寸俱长者，阳明温病也；如胸胁胀满，汗、下过经不愈，诊得尺、寸俱弦者，少阳温病也；如腹满咽干，诊得尺寸俱沉细，过经不愈者，太阴温病也；如口干舌燥而渴，诊得尺、寸俱沉细，过经不愈者，少阴温病也；如烦满囊缩，诊得尺、寸俱微缓，过经不愈者，厥阴温病也。是故随其经而取之，随其经而治之。如发斑，乃温毒也。"

按：《伤寒》叙一日太阳、二日阳明、三日少阳、四日太阴、五日少阴、六日厥阴，为传经尽，七日复传太阳，为过经。云岐子所言伤寒过经不愈者，便指为温病，竟不知伤寒、温病，自是两途，未有始伤寒而过经变为温病者。若果温病，自内达外，何有传经！若能传经，即是伤寒，而非温病明矣。

汪名机，字省之，号石山云："愚谓温与热，有轻重之分，故仲景云：'若遇温气，则为温病。'此叔和之言，非仲景本论。更遇温热气，即为温毒，热比温尤重故也。但冬伤于寒，至春而发，不感异气，名曰温病，此病之稍轻者也。温病未已，更遇温气，变为温病，此病之稍重者也。《伤寒例》以再遇温气名曰瘟疫，又有不因'冬伤于寒，至春而病温'者，此特感春温之气，可名春温。如冬之伤寒、秋之伤湿、夏之中暑相同也。"按，《阴阳大论·四时正气》之序：春温、夏暑、秋凉、冬寒。今特感春温之气，可名春温，若感秋凉之气，可名秋凉病矣。春温可以为温病，秋凉独不可为凉病乎？但以凉病似觉难言，勉以湿证搪塞，既知秋凉有碍口，反而思之，则知春温病殊为谬妄矣。以此观之，是春之温病，有四种不同：有冬伤于寒，至春变为温病者；有温病未已，再遇温气，而为温病者；有重感温气，相杂而为温病者；有不因冬伤于寒，不因更遇温气，只于春时，感春温之气而病者。若此四者，皆可名为温病，不必各立名目，只要知其病原之大同也。

凡病各有病因，如伤寒自觉触冒风寒，如伤食自觉饮食过度，各有所责。至于温病，乃伏邪所发，多有安居静养，别无他故，倏焉而发。询其所以然之故，无处寻思，况求感受之由，且自不觉。故立论者或言冬时非节之暖，或言春之温气，或言伤寒过经不解，或言冬时伏寒，至春夏乃发，按："冬伤于寒，春必病温"，出自《素问》，此汉人所撰。晋时王叔和又以述《伤寒例》，盖顺文之误。或指冬不藏精，春必病温。此亦汉人所撰。但言斫丧致病，不言因邪致病，然则童男室女，无感温者乎。又，见冬时之温病，与春夏之瘟疫，脉证相同，治法无异。据云"冬时即病为伤寒"，今温病亦发于冬时，思之至此，不能无疑，乃觉前人所论难凭，务求其所以然之故，既不可言伤寒，又不可言伏寒，因以冬时非节之暖，牵合而为病原。不思严寒酷暑，因其锋利，人所易犯，故为病最重。至于温暖，乃天地中和之气，万物得之而发育，气血得之而融合，当其肃杀之令，权施仁政，未有因其仁政而反蒙其害者。切尝考之，冬时未尝温暖，亦有温病，或遇隆冬，暂时温暖，虽有温病感温之由，亦无确据，既不过猜疑之说，焉足以为定论耶？或言感三春当令之温气为温病。夫春时自应温暖，责之尤其无谓；或言温病后复感温气，而为温病，正如头上按头；或言伤寒汗下过经不愈者为温病，则又指鹿为马。《活人书》曰："又以夏应暑而寒气折之，则邪在心，为夏温；秋应凉而大热折之，责邪在肺，为秋温，转属支离。"《庄子·人间世》有"支离疏"：废人也。陶氏又以秋感温气而为秋温，明是杂证，叙温者络绎，议论者各别言，言枝节愈繁杂，而本源愈失，使学者反增望洋之惑，于医道何补？

《活人书》云："夏月发热恶寒头疼，身体肢节痛重，其脉洪盛者，热也。冬伤于寒，因暑气而发为热病，治热病与伤寒同，有汗宜桂枝汤，无汗宜麻黄汤，如烦躁宜大青龙汤。然夏月药性须带凉，不可太温，桂枝、麻黄、大青龙须用加减。夏至前，桂枝加黄芩；夏至后，桂枝、麻黄、大青龙加知母、石膏，或加升麻。盖桂枝、麻黄性热，地暖处，非西北之比，夏月服之，必有发黄出斑之失。热病三日外，与前汤不瘥，脉势仍数，邪气犹在经络，未入脏腑者，桂枝石膏汤主之。此方夏至后，可代桂枝证，若加麻黄，可代麻黄、青龙汤证也。若三月至夏，为晚发伤寒，栀子升麻汤亦暂用之。"王宇泰述："万历癸卯，李氏一婿，应举南下。时方盛暑，病伤寒。一太学生，新读仲景书，自谓知医，投以桂枝汤，入腹即毙。大抵麻黄、桂枝二汤，隆冬正伤寒之药，施之于温病，尚且不可，况于热病科乎？"

按：《活人书》以温热病，用桂枝、麻黄，虽加凉药，终未免发散之误，岂止三日外，与前汤不瘥，脉势仍数而已哉！不死幸矣！至此尚然不悟为半里之证，且言邪气犹在经络，仍用桂枝石膏汤，至死无悔。究竟不识温热之源，是以不知用药耳。王宇泰非之甚当，是以不用麻黄、桂枝，贤于《活人书》远矣！

春温

《活人书》曰："春应温而清气折之，责邪在肝，或身热头疼，目眩呕吐，长幼率相似，升麻葛根汤、解肌汤、四时通用败毒散。"陶氏曰："交春后至夏至前，不恶寒而渴者为温病，用辛凉之药微解肌，不可大发汗。里证现者，用寒凉之药，急攻之，不可误汗、误下，当须识此。表证不与正伤寒同法，里证治法同。"

夏温

《活人书》曰："夏应暑而寒气折之，责邪在心，或身热头疼，腹满自利，长幼率相似，理中汤、射干汤、半夏桂枝汤。"陶氏曰："交夏至，有头疼发热，不恶寒而渴，此名温病，愈加热者为热病，止用辛凉之药解肌，不宜大汗。里证现者，急攻下。表证不与正伤寒同法，里证治法同。"

秋温

《活人书》曰："秋应凉而大热折之，责邪在肺，湿热相搏，民病咳嗽，金沸草散、白虎加苍术汤。病瘅发黄，茵陈五苓散。"陶氏曰："交秋至霜降前，有头疼发热、不恶寒、身体痛、小便短者，名湿病，亦用辛凉之药，加疏利以解肌，亦不宜汗。里证见者，宜攻下。表证不与正伤寒同法。"

冬温

《活人书》曰："冬应寒而反大温折之，责邪在肾，宜葳蕤汤。"丹溪曰："冬温为病，非其时有其气者，冬时严寒，君子当闭藏而反发泄于外，专用补药带表药。"

按：西北高原之地，风高气燥，湿证稀有；南方卑湿之地，更遇久雨淋漓，时有感湿者。天地或时久雨，或时亢旱，盖非时令所拘，故伤湿之证，随时有之，不待交秋而后能也。推节庵之意，以至春为温病，至夏为热病，至秋似不可复言温热，然至秋冬，又未免温病，只得勉以湿证抵搪，且湿为杂证，更不可借此混淆。唯其不知温病四时皆有，故说到冬时，遂付之不言。王宇泰氏因见陶氏不言，引丹溪述"非其时有其气"，以补冬温之缺。然则冬时交错之气，又不可以为冬温也。《活人》但言四时之温，盖不知温之源，故春责清气，夏责寒气，秋责热气，冬责温气。殊不知清、温、寒、热，总非温病之源。复以四时专令之藏而受伤，不但胶柱鼓瑟，杨子《法言·先知篇》言拘束于常规也。且又罪及无辜矣。

跋

　　黄岐之书，汗牛充栋，可谓繁矣。而挽近著作，非考证则折衷，未睹有卓越之议论也。然而俗医斗筲不识丁字者，固无论已。若夫宿学老师，持论大满，执一守株，守死句而杀生人者，独何邪？盖以心鉴不彻，活法不达故也。活法者何？陶氏有言曰："如珠走盘。"须得传授活泼泼地，是谓心鉴之可彻、活法之可达也。吾锦水先生学踏实地，识破今古，常以活法训导子弟。顷日著《私评》一篇，以发活法传授之一端，呜呼！此书也，活法活人之至诀也矣哉！与考证折衷之流，奚啻天渊。

嘉永戊申夏门人玉木弘谨识

图书在版编目（CIP）数据

温病之研究；瘟疫论私评／刘星主编 . —太原：山西科学技术出版社，2023.4

ISBN 978 - 7 - 5377 - 6226 - 7

Ⅰ . ①温… Ⅱ . ①刘… Ⅲ . ①温病学说 Ⅳ . ①R254. 2

中国版本图书馆 CIP 数据核字（2022）第 215807 号

温病之研究　瘟疫论私评

出　版　人　阎文凯

主　　　编　刘　星

著　　　者　源元凯　元庵秋吉

责 任 编 辑　张延河

封 面 设 计　吕雁军

出 版 发 行　山西出版传媒集团·山西科学技术出版社
　　　　　　地址　太原市建设南路 21 号　邮编　030012

编辑部电话　0351 - 4922135

发 行 电 话　0351 - 4922121

经　　　销　各地新华书店

印　　　刷　山西人民印刷有限责任公司

开　　　本　890mm×1240mm　　1/32

印　　　张　6.75

字　　　数　120 千字

版　　　次　2023 年 4 月第 1 版

印　　　次　2023 年 4 月山西第 1 次印刷

书　　　号　ISBN 978 - 7 - 5377 - 6226 - 7

定　　　价　42.00 元